婴幼儿常见病防治丛书

造血系统与结缔组织病防治

孟庆轩
陈卫兵 主编

中国社会出版社

图书在版编目(CIP)数据

造血系统与结缔组织病防治/孟庆轩,陈卫兵主编．一北京：中国社会出版社,2006.9

(婴幼儿常见病防治丛书)

ISBN 978－7－5087－1110－2

Ⅰ.消…　Ⅱ.①孟…②陈…　Ⅲ.①小儿疾病:血液病—防治②小儿疾病:胶原病—防治　Ⅳ.①R725.5②R593.2

中国版本图书馆 CIP 数据核字(2006)第 097026 号

书　　名: 造血系统与结缔组织病防治
主　　编: 孟庆轩　陈卫兵
责任编辑: 张　承

出版发行: 中国社会出版社　邮政编码:100032
通联方法: 北京市西城区二龙路甲 33 号新龙大厦
电话:(010)66080300　(010)66083600
(010)66085300　(010)66063678
邮购部:(010)66060275　电传:(010)66051713
网　　址: www.shcbs.com.cn
经　　销: 各地新华书店

印刷装订: 北京京海印刷厂
开　　本: 140mm×203mm　1/32
印　　张: 4.25
字　　数: 85 千字
版　　次: 2006 年 9 月第 1 版
印　　次: 2014 年 7 月第 4 次印刷
定　　价: 6.00 元

建设社会主义新农村书屋

本书编委会人员名单

主　编

孟庆轩　陈卫兵

副主编

陈国珍　郭勤英　杜秋来
王汉勋　牛援丽　张秀清
李海鹏　郭文豪　穆丽霞

编　委

刘国栋　沈好学　张素英　刘荣华
李玉华　靳春岩　葛瑞欣　郑东方
李力泉　魏　炜　林　菲　赵晓东
黄华敏　鲁东明　刘　娟　孟　飞
石师进　王晓铮　赵宏学　李　虹
王一民　李小光　赵永强　李　露

序　言

健康，就个人和家庭而言，是赖以生存的基本要素，只有身、心得以健康，人们才能保证生存质量和生命质量的提高，才能有益于健康年龄的延长和民族素质的提高。

全民身、心相对健康，不仅为整个社会全面发展打下了良好的自然基础，也标志着一个国家的文明和进步。

通过健康教育，不仅要将防治常见病多发病的科学知识普及给广大民众，也要使不同的群体逐步了解和掌握如何养成健康的生活方式，怎样减少和防止不良的生活习惯，从而提高健康意识和自我保健能力。为保障生存质量和生命质量的提高，要进一步使广大民众认识到，现代医学对健康的理解，远不仅仅是躯体没有疾病。健康的全面含义包括着体格健壮、心理健全、人与自然、人与社会环境相互依存、相互和谐发展的新观念。

党的十六大提出了全民健康素质的提高，这为全民“健康管理”、“健康促进”、“健康维护”、“健康研究”，提出了更高的目标，也为健康教育指明了方向。

要想提高全民族健康素质，就应通过各种形式，广泛开展健康科学知识的宣传普及。

世界卫生组织研究报告，说明了健康教育的实际意义，具体指出：人体三分之一的疾病通过预防保健可以避免；三分之一的疾病通过早期发现可以得到有效控制；三分之一的疾病通过信息的有效沟通能够提高治疗效果。

世界卫生组织前总干事中岛宏博士指出“许多人不是死于疾病，而是死于无知。不要死于愚昧，不要死于无知。”

上述，足以说明健康科学知识宣传普及的深远意义。

为贯彻落实党的十六大提出的“提高全民族的科学文化素质，传播科学知识”的精神，中央文明办、民政部、新闻出版总署、国家广电总局四部委，体察民意，满足民众需求，共同组织并举办了“万家社区图书室援建和万家社区读书”的暖民心活动，也是一项十分有益于广大群众健康素质提高的活动。

为此，我承应了《城乡社区健康管理丛书》主编的任务。该套丛书，是由我国营养学专家赵霖教授、急救医学专家李宗浩教授、肿瘤学专家王建璋教授、心理学专家王效道教授、心血管专家吴树燕教授、脑血管专家吴逊教授、内分泌专家高妍教授、呼吸疾病专家姚天樵教授、消化道专家许政刚教授、医药保健专家刘建文研究员、口腔医学专家林培炎教授、外科专家肖锦模教授、妇女保健专家陈宝英教授，在短期内分别编撰了高血压病、心、脑血管疾病、糖尿病、呼吸道疾病、消化道、癌症、口腔等疾病的防治，以及家庭急救、养生与保健、心理健康、膳食平衡、女性健康等科普读物，以充实万家社区图书室。

嗣后，将继续组织专家分批陆续出版健康知识的相关读物。这些系列丛书，我们将本着一看就能懂，一懂就能用，一用就有效的原则展示于广大读者。为个人健康、家庭健康、社会健康，为我中华民族素质的提高作出应有努力。

钱信忠
2006年8.24.

前　言

自从我国实行一对夫妇只生一个孩子的计划生育政策后，人们一方面对自己的独生子女更加宠爱，生活上百般体贴照顾，惟恐孩子受了委屈；另一方面对孩子寄予更大的期望，总是“望子成龙”、“望女成凤”。没有一个家长不希望自己的孩子能够顺利成长发育，没有一个父母不希望自己的孩子能够不得任何疾病、永远保持强健体魄。

然而，由于自然界存在着各种各样的细菌和病毒，由于一年四季气候千变万化，而婴幼儿先天体质幼弱，对自然界存在的各种变化适应能力较差，对各种细菌病毒的抵抗能力较低，总难免会生这样那样的疾病。而不少年轻父母，对如何照顾孩子，特别是对如何预防小儿罹患各种疾病，如何及时发现孩子患病，以及孩子一旦患了疾病后如何医治和护理，缺乏应有的知识。因此，往往既不能做到防患于未然，防止或减少孩子患病，又往往会在孩子患病后束手无策，不能很好地护理孩子，不得不使孩子蒙受更多的痛苦，甚至会使孩子因得不到及时合理的救治而留下后遗症或过早夭折，成为父母终生的遗憾。

为了适应家长们的这种需要，我们组织一些多年从事婴幼儿保健和医疗工作的专家学者，编写了这套《婴幼儿常见病防治丛书》。本丛书以通俗易懂的语言，深入浅出地论述了婴幼儿各种常见病的概念、病症表现、早期发现的方法，多角度、多侧面地介绍了一些中西医经过实践检验、行之有效的治疗方法；同时，本丛书还以相当多的篇幅和文字，具体介绍了婴幼儿各种常见疾病的饮食、药膳调理方法以及对患病小儿在患病期间的家庭护理方法，供家长选用；本丛书还从多方面介绍了一些可行的预防疾病发生的方法。相信年轻的父母以及孩子的爷爷奶奶们阅读本书后，对如何照顾好自己的孩子，使其健康成长，定会大有裨益。

本丛书对于广大医务工作者来说，则不啻为良师益友。它不仅具有较强的科学性、知识性，而且具有较强的资料性，无论放在案头床边，或随身携带，随时翻阅参考，都非常方便。

由于本丛书涉及面较广，而疾病的诊疗又极具复杂性，加之编著者水平的限制，书中难免还有不妥和疏漏之处，诚祈读者批评指正。另外，本书在编著中，曾参阅了大量文献资料，由于这些资料来源庞杂，难以一一加以注明，谨向各有关方面深致谢忱。

重要提醒：

本书中的中药及西药用量，应根据幼儿年龄大小及体质强弱酌情增减，不可一成不变。

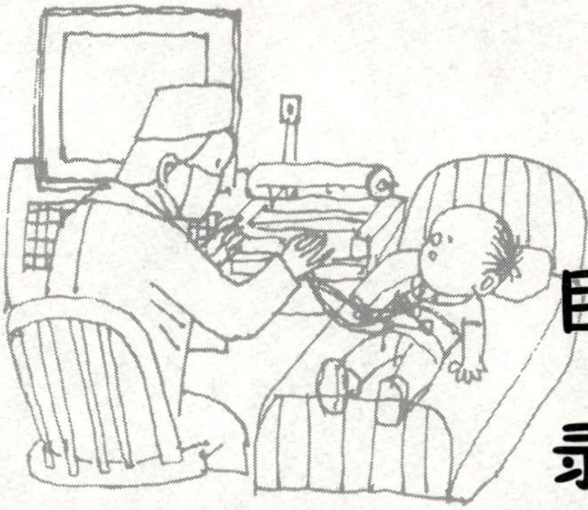

目录

营养性贫血

一、什么是营养性贫血

营养性贫血是由于体内因缺乏造血所必需的营养物质，使循环血液中血红蛋白、红细胞数、红细胞比容低于正常标准的一种血液病。营养性贫血按所缺乏造血原料的不同，在临床上又可分为缺铁性贫血、巨幼红细胞性贫血及混合型贫血三种。

缺铁性贫血，又叫营养性小细胞性贫血。它是由于体内贮存铁缺乏影响血红蛋白合成减少而引起的一种贫血，是小儿最常见的一种贫血，据我国部分地区普查，发现在7岁以下小儿中患病率高达40%，尤其以6个月~2岁婴幼儿最为多见。本病临床以小细胞低色素性贫血、血清铁减少为特点，铁剂治疗有特效。它严重危害小儿健康，是我国重点防治的小儿疾病之一。

巨幼红细胞性贫血，又叫营养性大细胞性贫血，主要是由于缺乏维生素B_{12}或叶酸所引起，以6~12个月婴儿发病较多。其临床以红细胞减少明显且胞体变大、骨髓中出现巨幼细胞性造血为特点，维生素B_{12}及叶酸治疗有特效。

混合型贫血，因同时或先后缺乏铁质和维生素B_{12}或叶酸所致。临床兼有大、小细胞性贫血的特点。治疗应同时采用缺铁性贫血和巨幼细胞性贫血的治疗措施。

营养性贫血轻、中度预后较好，但重度贫血或贫血时间过长，可影响小儿正常生长发育，又可使机体抗病能力下降，容易罹患感染性疾病，使小儿健康受到严重影响。因此，加强对营养性贫血的防治是不容忽视的。

二、营养性贫血的临床表现有哪些

1. 缺铁性贫血的临床表现

大多数起病缓慢，多不能确定发病时间。

一般表现：皮肤粘膜逐渐苍白，以唇、口腔粘膜及甲床和手掌最为明显。易疲乏无力，不爱活动。年龄较大的小儿可主诉头晕、眼前发黑、耳鸣等。

造血器官的表现：由于骨髓外造血反应，肝、脾和淋巴结常轻度肿大。年龄越小，病程越久，贫血越重，则肝脾肿大越明显，脾肝肿大很少超过中度。

非造血系统的症状：

消化系统可见食欲减退，少数有异食癖，如喜食泥墙皮、煤渣等，常有呕吐、腹泻，可出现口腔炎、舌炎或舌乳头萎缩。

神经系统可见烦躁不安或萎靡不振，年长儿精神不集中，记忆力减退，智力多低下。心血管系统在贫血明显时，可见心率增快，心脏扩大，重者可发生心力衰竭。

此外，可出现反甲现象，常合并感染。

2. 巨幼红细胞性贫血的临床表现

(1) 缺乏维生素B_{12}所致的巨幼红细胞性贫血

起病缓慢，面色逐渐苍黄，易倦，对外界反应差，嗜睡，表情淡漠，少哭不笑，哭时泪少，智力、动作发育落后，或有“倒退现象”。

常表现头发稀疏干黄，“虚胖”，哭时声音嘶哑或喉部有痰声。

经常有腹泻、食欲不振、舌炎或口腔炎等消化系统症状，易有舌系带溃疡。

肝脾常轻至中度肿大。

多数患儿可出现肢体、头部、口唇、四肢甚至全身颤抖，无意识动作，肌张力增高，腱反射亢进，浅反射消失，甚至可引起病理反射，踝阵挛阳性。

(2) 缺乏叶酸所致的巨幼红细胞性贫血

除无精神神经系统症状外，其他表现与缺乏维生素B_{12}所致的巨幼红细胞性贫血相同。

3. 混合性贫血的临床表现

兼有两种贫血特点，可因缺铁或维生素B_{12}、叶酸而有所不同。在病程发展上，可以先有缺铁性贫血的一般症状，尔后合并巨幼红细胞贫血的表现，如皮肤呈蜡黄色，并有显著的神经系统症状。

另外，营养性贫血轻重程度的分度标准如下：

轻度贫血：血红蛋白6个月~6岁　90~110g/L，6岁以上90~120g/L；红细胞（3~4）$\times 10^{12}$/L。

中度贫血：血红蛋白60~90g/L；红细胞（2~3）$\times 10^{12}$/L。

重度贫血：血红蛋白30~60g/L；红细胞（1~2）$\times 10^{12}$/L。

极重度贫血：血红蛋白<30g/L；红细胞$<1\times 10^{12}$/L。

三、营养性贫血的病因病理是什么

1. 缺铁性贫血的病因与病理

导致缺铁性贫血的因素较多，主要有如下几个方面：

(1) 先天禀赋虚亏：胎儿在母体内最后3个月中，由母体摄入并储存的铁量最多，足够出生后4个月生血之需。但是，早产儿由于提前出生而失去这个储铁机会，所以出生后不久便容易发生缺铁性贫血。

(2) 添加辅食过晚：如婴幼儿单纯母乳或牛乳喂养，未能及时添加辅食，就容易导致铁摄入不足。这是因为，不论是母乳或牛乳，含铁量均较低。因此，必须按月龄及时添加所需的辅食，才能预防铁的缺乏。如果不及时添加一定的辅食，就容易形成缺铁。

(3) 饮食不当：多食伤胃，过食伤脾。不少小儿由于饮食不节，嗜食冷饮，致脾胃功能紊乱，影响营养的消化吸收。如果饮食过量，超过了胃的消化能力，可使饮食在胃内滞留时间延长；饮食不节，不按时进食，打乱了胃分泌的节律；冷饮过多可使胃粘膜血管收缩而导致消化分泌物减少。这些不良因素，都可导致脾气虚损，铁吸收障碍而发生缺铁性贫血。

(4) 生长因素：随着小儿体格增长而血容量增加，因此生长越快，需铁越多，如不及时供应足量的铁，更易发生贫血。4~6个月时先天储铁已经用尽，而生长发育还是很快，所以，6个月以后小儿是缺铁性贫血发病较多的时期。因此，这时候要特别注意给孩子及时补铁，否则便会发生缺铁性贫血。

(5) 其他因素：慢性失血，如小儿肠息肉、钩虫病、鼻衄、胃肠道畸形、溃疡病等，均可因铁丢失过多而导致缺铁性贫血；又如长期呕吐、腹泻、慢性痢疾等，均能因使脾胃功能失调而直接障碍铁和营养素的吸收；急、慢性感染时，也可直接影响胃主受纳、肠主运化的功能，致患儿食欲减退，胃肠道吸收不良，从而造成缺铁性贫血。

缺铁性贫血的病理：铁是合成血红蛋白的原料，血浆中转动的铁到达骨髓造血组织时，铁即进入幼红细胞，经线粒体摄取与原卟啉相结合而形成正铁血红素，后者再与珠蛋白结合形成血红蛋白。当体内缺铁或铁的利用发生障碍时，血红素的形成不足，使血红蛋白合成减少，导致新生的红细胞中血红蛋白量不足。明显缺铁时对细幼红细胞的分裂增殖也有一定影响，但远不如对血红蛋白合成的影响明显，因此，有时红细胞数的减少，不如血红蛋白减少明显。新生的红细胞体小，胞浆中血红蛋白量减少，从而形成小细胞低色素性贫血。严重缺铁时不仅发生贫血，也可引起体内含铁酶类的缺乏，导致细胞呼吸发生障碍，影响各系统器官的功能。临床上可发生消化、循环、神经等系统的功能障碍。由于贫血致带氧不足，也是引起各系统功能障碍的重要因素。

2. 巨幼红细胞性贫血的病因与病理

巨幼红细胞性贫血是由于缺乏维生素B_{12}或叶酸，或同时缺乏两者所引起的大细胞性贫血，主要发生于婴幼儿。缺乏维生素B_{12}的主要原因是：摄入不足，吸收不良，需要量增加；缺乏叶酸的主要原因除上述者外，尚有排泄量增加及药物影响，如长期服用广谱抗生素或长期使用抗叶酸制剂。维生素B_{12}和叶酸均为细胞核发育所必需的物质，二者缺乏均可致骨髓细胞的脱氧核糖核酸合成减少，核分裂及细胞增殖时间延长，细胞染色质疏松，同时由于胞浆蓄积，核糖核酸过多，胞体过大，核发育落后于浆，而引起巨幼红细胞性贫血。

病理：红细胞核内的主要成分为脱氧核糖核酸（DNA）。叶酸与维生素B_{12}是核酸形成过程中必需的辅酶，一旦缺乏，可阻滞红细胞核的发育与增殖，使细胞核的成熟晚于细胞浆的成熟（“核晚熟”），从而使红细胞变成形态异常的巨幼红细胞。维生素B_{12}尚与维持神经系统结构和功能的正常有关，缺乏时可引起明显的神经系统症状。叶酸则为胃肠道粘膜代谢所需，缺乏时可致舌炎与胃肠道症状。

四、营养性贫血理化检查有哪些异常

1. 缺铁性贫血

（1）血象：外周血显示血红蛋白减低比红细胞减少明显，血涂片检查可见红细胞大小不等，以小细胞为多并中心浅染区扩大。

（2）骨髓象：红系增生活跃，以晚幼红细胞增加为主，各期红细胞体均较小，胞浆少，色偏蓝，呈核浆发育失衡。

（3）平均红细胞血红蛋白浓度（MCHC）<31%，平均红细胞容积（MCV）<80fl，平均红细胞血红蛋白量（MCH）<27pg。

（4）血清（浆）铁<10.7μmol/L（60μg/dl）。

（5）总铁结合力>62.7μmol/L（350μg/dl），运铁蛋白饱和度<0.15有参考意义，<0.1有确诊意义。

（6）骨髓细胞外铁明显减少或消失（0~+）；铁粒幼细胞<15%。

（7）血清铁蛋白<16μg/L。在缺铁的第一阶段，血清铁蛋白

即见降低，这是诊断缺铁的最灵敏指标。

(8) 红细胞游离原卟啉>9μmol/L (>500μg/dl)。为诊断缺铁第二阶段的特征性指标。

(9) 其他，必要时查大便找钩虫卵。有慢性肠道失血，作大便潜血试验为阳性。

2. 巨幼红细胞性贫血

——缺乏维生素B_{12}型

(1) 大细胞性贫血，红细胞呈大卵圆形；白细胞或血小板常减少；中性粒细胞分叶过多，5叶者>5%，或6叶者>1%。

(2) 骨髓象呈典型的巨幼红细胞生成，巨幼红细胞>10%，粒细胞系统及巨细胞系统亦有巨型变。

(3) 特殊检查，血清维生素B_{12}测定（微生物法或放射免疫法）<74~103μmol/L（100~140μg/ml）。红细胞叶酸测定（微生物法或放射免疫法）<227μmol/L（<100ng/ml）。

——缺乏叶酸型

(1) 血象示大细胞性贫血。多数红细胞呈大卵圆形；白细胞和血小板减少，中性粒细胞分叶过多，5叶者>5%，或6叶者>1%。

(2) 骨髓象示有核细胞明显增多，红细胞系统呈典型巨幼红细胞生成。巨幼红细胞>10%。粒细胞系统及巨核细胞系统亦有巨型变，特别是晚幼粒细胞改变明显，巨核细胞有核分叶过多，血小板生成障碍。

(3) 特殊检查，血清叶酸测定（微生物法或放射免疫法）<6.8μmol/L（3μg/ml）。

五、营养性贫血的诊断标准是什么

1. 缺铁性贫血的诊断标准

（1）小细胞低色素性贫血，生后10天以内的新生儿血红蛋白<145克/升，10天~6岁血红蛋白<110克/升，6~14岁血红蛋白<120克/升，红细胞形态有明显的低色素表现，平均血红蛋白浓度（MCHC）<31%，红细胞平均体积（MCH）<80fl，平均血红蛋白（MCH）<270G。

（2）有明确的缺铁病因：铁供给不足，吸收障碍，需要增多或慢性失血等。

（3）血清（浆）铁<10.7μmol/L（60μg/dl）。

（4）运铁蛋白饱和度<0.15，总铁结合力>62.7μmol/L（350μg/dl）。

（5）骨髓细胞外铁明显减少或消失（0~+），铁粒幼细胞<15%。

（6）红细胞游离原卟啉（FEP）>0.9μmol/L（50μg/dl），或FEP/Hb>4.5μg/g。

（7）血清铁蛋白<16μg/l（16ng/ml）。

（8）铁剂治疗有效。

符合第1条和第2至第8条中任何2条者，可确诊为缺铁性贫血。

2. 巨幼细胞性贫血的诊断标准

（1）病儿年龄小于2岁。

（2）虚胖外形。

(3) 贫血，红细胞减少较血红蛋白减少明显，成熟红细胞大小不等，以大红细胞居多，中心淡染区不明显。

(4) 骨髓出现巨幼细胞。

(5) 成熟中性粒细胞过分叶现象。

(6) 血清维生素B_{12}和（或）叶酸含量减少。

确诊后应注意鉴别是维生素B_{12}缺乏或是叶酸缺乏（见下表）。

维生素B_{12}和叶酸缺乏鉴别表

鉴别点	维生素 B_{12} 缺乏	叶酸缺乏
神经系统症状	有	无
血清维生素 B_{12}（正常值 >120Pg/ml）	<100Pg/ml	100 ~ 120Pg/ml
血清叶酸（正常值 6 ~ 18.8ng/ml）	5 ~ 18.8ng/ml	<4ng/ml
尿 MMA（正常值 0 ~ 0.35mg/24h）※	增加	正常
尿 FIGLU（正常值 <2mg/h）※※	正常	增加
维生素 B_{12} 1ug，肌肉注射，每日 1 次，共 10 天	网织红细胞增多	无反应
叶酸 100ug，肌肉注射，每日 1 次，共 10 天	无反应	网织红细胞增多

※MMA：甲基丙二酸　※※FIGLU：甲亚胺谷氨酸

六、营养性贫血需与哪些疾病相鉴别

1. 需与慢性感染性贫血相鉴别

慢性感染性贫血主要为小细胞性，与缺铁性贫血容易混淆。但慢性感染性贫血的特点是低色素不明显，骨髓中铁粒幼红细胞减少，而骨髓外铁增高。血清铁虽降低，但血清总铁结合力不增高，且铁剂治疗无效。

2. 需与地中海贫血相鉴别

地中海贫血比较少见，多有家族遗传史。血涂片可见较多的靶形红细胞及有核红细胞，血清铁及骨髓可染铁增多，血红蛋白电泳异常。

3. 需与铁粒幼红细胞性贫血相鉴别

铁粒幼红细胞性贫血表现为小细胞低色素贫血或双型性贫血，多为进行性贫血，男性发病较多。骨髓红系增生，铁染色见较多的环形铁粒幼红细胞，血清铁增高，铁剂治疗无效。

4. 需与脑发育不全相鉴别

脑发育不全表现为智力低下，精神神经发育落后，与维生素B_{12}缺乏所致营养性巨幼细胞性贫血容易混淆。但脑发育不全可以是先天性，也可以是后天性的，神经症状出现较早，无“智力倒退”现象，无血象和骨髓象改变，血清维生素B_{12}含量正常。

5. 需与肺含铁血黄素沉着症相鉴别

这种病症表现为发作性苍白、无力、咳嗽，痰中可见血。痰和胃液中可找到含铁血黄素细胞，网织红细胞增高。X线胸片，肺野中可见网点状阴影。

七、营养性贫血的西医疗法有哪些

1. 一般治疗

加强护理，防止感染，改善喂养，适当增加富含铁质的食品（如瘦肉、动物血、蛋黄、豆制品等），注意饮食搭配，如肉菜搭配利于铁的吸收。有偏食习惯者，应予纠正。

2. 特效疗法

缺铁性贫血补充铁剂，巨幼细胞性贫血补充维生素B_{12}或叶酸，混合性贫血同时补充上述两种营养物质，是治疗营养性贫血的特效疗法。其具体做法是：

（1）铁剂的补充：尽量采用口服法给药，最常用的是硫酸亚铁，婴幼儿可给予2.5%硫酸亚铁合剂每日每公斤体重2毫升，儿童可给予硫酸亚铁片每次0.3~0.6克，每日3次，于两餐间或饭后服用。亦可用富马酸铁、葡萄糖酸铁等，每次0.1~0.2克，每日2次，口服。对口服不耐受或胃肠道疾病影响铁的吸收者，可用右旋糖酐铁深部肌肉注射或静脉注射。使用剂量参照下列公式：

$$\text{铁剂总量(毫克)}=\frac{\text{该年龄Hb正常值(g/dl)}-\text{患儿Hb正常值(g/dl)}}{100}\times 80\times \text{体重}\times 3.4\times 1.2$$

上公式中，80为每千克体重的血毫升数；3.4为每克血红蛋白铁元素量；1.2为额外补充铁量；Hb代表血红蛋白；g/dl代表克/100毫升。将总量分为数次，每次剂量不超过每公斤体重0.1毫克（每次最大量2毫克），在2~3周内分数次给完（一般每二三天1次肌注）。

（2）维生素B_{12}及叶酸的补充：维生素B_{12}采用肌肉注射，每次25~100毫克，每周2~3次，连用2~4周，或至血象正常为止。或用500微克一次肌肉注射亦可。叶酸每次5毫克，每日3次，口服，连用2~3周可减量至每日1次，共用4~5周可酌情停药。

3. 病因治疗

在铁剂或维生素B_{12}、叶酸治疗的同时，给予维生素C口服。

神经系统症状明显者，加用维生素B_6口服。

如因肠道失血、患钩虫病等而致贫血，则应对症服药治疗。

4. 输血治疗

对严重贫血和伴有心力衰竭或感染的患儿，可予输血治疗。贫血愈重每次输血量应愈少，以免加重心脏负担。一般每次输血量以每公斤体重5~10毫升为宜。亦可少量多次输注浓集红细胞，每次每公斤体重2~3毫升。

5. 注意事项

（1）缺铁性贫血的特效治疗是补充铁剂，但是铁剂用量不可过大，否则吸收率反而下降，而且对胃肠道刺激大。

（2）巨幼细胞性贫血的特效治疗是补充维生素B_{12}或（和）叶酸。有明显神经系统症状者应用维生素B_{12}为主，单用叶酸反有加重症状的可能。大剂量应用维生素B_{12}后，第一周内常有低血钾，因此，在治疗初期要注意血钾的变化，同时给予常见钾盐治疗。

（3）混合性贫血的治疗应补充铁剂、维生素B_{12}和叶酸，如患儿胃肠道症状明显，可先给予维生素B_{12}和叶酸，待症状好转后再给予铁剂，铁剂应用的疗程要长些。

八、营养性贫血的中医疗法有哪些

1. 分型治疗

（1）脾胃虚弱（多由喂养不当引起）

主要症状：以脾虚为主，表现为面色萎黄无华，或淡白不泽，食欲不振，神倦乏力，或有腹泻便溏，或平时厌食，舌苔薄白，脉弱无力。化验检查，表现轻度贫血。

治疗方法：健脾益胃，补气生血。

【方选】　参苓白术散合异功散加减

药用：党参、茯苓、黄芪、山药各12克，炒白术10克，砂仁、陈皮、大枣、甘草各6克。水煎服，每日1剂。

腹泻加炒扁豆、莲子肉各10克；食少加焦三仙、佛手各10克。

(2) 心脾两虚（多由脾虚而致心血不足）

主要症状：面色苍白，唇甲色淡，发焦易脱，倦怠乏力，纳呆食少，气短语低，心悸不宁，健忘失眠，头晕眼花，舌质淡，苔薄白，脉细弱。

治疗方法：益气生血，补养心脾。

【方选】　归脾汤加味

药用：当归、党参各7.5克，黄芪10克，甘草2.5克，茯神3克，远志5克，木香1.5克，阿胶5克（烊化），钩藤5克。每日1剂，水煎，早晚分服。

(3) 肝肾阴虚

主要症状：肌肤不泽，两颧嫩红，爪甲枯脆，口唇色淡而干，目眩耳鸣，腰腿酸软，潮热盗汗，手足心热，两目干涩，舌红少苔，脉细数。

治疗方法：滋养肝肾，补益精血。

【方选】　六味地黄汤加减。

药用：生地、丹皮、茯苓、山药各12克，山萸肉、旱莲草、女贞子、枸杞子各10克，甘草5克。水煎服，每日1剂。

潮热盗汗加鳖甲、知母各10克；手足震颤加白芍、生石决明各10克；智力迟钝、发育迟缓加黄精、首乌各12克，紫河车、五味子各6克。

(4) 脾肾阳虚

主要症状：面色苍白或萎黄，口唇色淡，精神萎靡，消瘦或浮肿，畏寒肢冷，食少便溏，自汗乏力，舌质淡胖，苔白，脉沉细。

治疗方法：温补脾肾，益气养血。

【方选】 右归丸加减

药用：仙灵脾、鹿角胶、熟地、菟丝子各10克，补骨脂、仙茅、山药各6克，熟附子3克（久煎），肉桂（焗服）1.5克。水煎服，每日1剂。

腹泻加白术、山药各10克；畏寒肢冷者，可将附子、肉桂剂量适当加大。

2. 专方治疗

【方1】 矾铁补血丸：明绿矾9克，醋煅针砂15克，淮山药9克，红枣20枚。前3味共研细末，红枣煮熟去皮核，一起捣匀，泛成水丸。1岁以内每次1克，1~3岁每次2克，3~6岁每次3克。日服2~3次。适用于缺铁性贫血。

【方2】 升血灵冲剂：皂矾6克，黄芪12克，阿胶9克，大枣10枚，山楂9克。除阿胶外上药水煎浓缩，入烊化阿胶，加工炮制成颗粒冲剂。1~3岁每次5克，3~7岁每次10克，日服3次。适用于小儿缺铁性贫血。

【方3】 补血灵糖浆：制首乌30克，鸡血藤30克，熟地黄30克，当归30克，炒白术20克，炒谷麦芽各30克，陈皮18克，五味子18克，大枣15枚。浓煎成500毫升。1岁以内每次10~15毫升，1~3岁每次20~30毫升，每日3次。适用于小儿营养性贫血。

【方4】 三参五仙汤：南沙参15克，炒党参15克，丹参15克，仙灵脾10克，焦三仙各10克。水煎服，每日1剂，分3~4次服。适用于营养性贫血属脾胃虚弱者。

【方5】　绿矾散：绿矾、苍术、枳壳、陈皮、云苓、白术各等份。共研细末，用时取药末18克，与小麦面粉500克和匀，做成4~5个焦饼，随时服用。适用于小儿营养性贫血。

【方6】　健儿蜜：党参、白术、茯苓、淮山药、山楂各10克，大枣5枚，蜂蜜50克，硫酸亚铁2克。上药制成100毫升浓煎剂健儿蜜。以2个月为一个疗程，1岁以下每次5毫升，1~3岁每次10毫升，3~8岁每次15毫升。日服3次。主治小儿缺铁性贫血。

【方7】　皂矾补血散：生皂矾、人工牛黄、紫草茸各50克，银杏叶、炒白术各100克，大枣200克，依法制成冲服剂。1岁以内每次服1.5克，2岁以内每次服2.5克，3岁以内每次服3.5克，4岁以内每次服4.5克，5岁以内每次服5克，1天2次，30天为一疗程。可配合穴位注射法：取1毫升注射器，接5号针头，抽取维生素B_{12}1毫升，足三里穴位消毒后，每侧各注射0.5毫升，3天1次，10次为一疗程。主治营养性贫血。

【方8】　健脾补血汤：黄芪、黄精各15克，当归、熟地、白芍各10克，每日1剂，水煎成150毫升，分3次服；富血铁剂量按每日每公斤体重20毫克，分3次服，1个月为一疗程。主治小儿缺铁性贫血。

3. 中成药治疗

【方1】　人参养荣丸：每日2~3次，每次6克，口服。用于心脾两虚和脾胃虚弱证。

【方2】　归脾丸：每日2~3次，每次3克，口服。用于心脾两虚证。

【方3】　六君子丸：每日3次，每次3克，口服。用于脾胃虚弱证。

【方4】　复方阿胶浆：每日2~3次，每次10毫升，口服。用于气血不足、心悸失眠、食欲不振等。

【方5】 十全大补丸：每日2~3次，每次6克，口服。用于营养性贫血。

【方6】 小儿生血糖浆：1~3岁每次5毫升，3~6岁每次10毫升，6~9岁每次20毫升，日服2~3次。适用于脾胃虚弱证。

【方7】 蜂王肥儿糖浆：1~2岁每次10毫升，3~7岁每次15毫升，7岁以上每次20毫升，日服3次。适用于小儿营养性贫血。

【方8】 健儿膏：1~3岁每次3~5克，3~6岁每次5~10克，6~9岁每次10~15克，日服2~3次。用于小儿脾胃虚弱导致的贫血。

【方9】 八珍糕：1~3岁每次10~15克，3~6岁每次15~20克，6~9岁每次20~30克，日服2~3次。适用于小儿各种原因所致的贫血。

【方10】 血宝肠溶胶囊：1~3岁每次1粒，3~6岁每次2粒，日服1~2次，10~20天为一疗程。适用于小儿缺铁性贫血。

【方11】 绛矾丸：1~3岁每次1克，3~6岁每次2克，7岁以上每次3克，日服1~2次。适用于钩虫病所致的缺铁性贫血。

【方12】 河车大造丸：每次1丸，每日2次，口服。适用于小儿营养性贫血。

【方13】 小儿升血灵：皂矾0.15克，大枣、阿胶各3克，黄芪、焦山楂各9克，制成颗粒冲剂30克，分3包，每日1包（10克），10日为一疗程。可连用三个疗程。适用于小儿营养性贫血。

4. 单方验方治疗

【方1】 仙鹤草30~60克，炙黄芪10~15克，水煎，分2次服。

【方2】 何首乌9~30克，菠菜60~120克，同煮吃菠菜及汤。

【方3】 大枣1枚，皂矾（研细）6克。先将大枣捣烂，再加皂矾捣匀，捻成40丸，每次1丸，每日2次。20日为一疗程。

【方4】 炙黄芪15克，党参、山楂各10克，白术、炙甘草各6克，每日1剂，水煎服。

【方5】 桂圆500克，薏苡仁300克，熬取浓汁，加入阿胶150克，浓缩成膏。每次15克，每日3次。用于脾胃虚弱证。

【方6】 黄芪、党参、乌梅、白芍药、何首乌各10克，五味子、甘草各6克，桂枝3克，醋煅代赭石（先煎）20克。每日1剂。

【方7】 当归补血汤：生黄芪10~15克，当归6~10克，每日1剂，煎后分2次口服。

【方8】 参芪二仙汤：黄芪60克，党参、黄精各30克，淫羊藿、枸杞子、补骨脂各15克，仙茅、鹿角胶、阿胶珠各10克。水煎服，每日1剂。用于脾肾两虚证。

【方9】 精归汤：黄精10~15克，当归6~10克，每日1剂，制成糖浆或配成丸药服用。

【方10】 仙鹤草30克，红枣10枚，水煎，分2次服。

【方11】 皂矾0.15克，大枣3克，黄芪9克，阿胶3克，焦山楂9克，制成颗粒剂服用。

【方12】 鸡血藤30~60克，每日1剂，水煎服。

【方13】 三参五仙汤：南沙参15克，炒党参15克，丹参15克，仙灵脾、仙鹤草各10克，焦三仙各10克。水煎服，每日1剂，分3~4次服。适用于营养性贫血属脾胃虚弱者。

【方14】 矾铁补血丸：明绿矾9克，醋煅铁砂15克，淮山药9克，红枣20枚。前三味共研细末，红枣煮熟去皮核，一起捣匀，泛成水丸。1岁以内每次1克，1~3岁每次2克，3~6岁每次3克。适用于缺铁性贫血。

【方15】 生黄芪15克，党参、白术各9克，陈皮6克，每日

1剂，水煎，早晚分服。

【方16】 党参12克，鸡血藤30克，每日1剂，水煎，早晚分服。

【方17】 牛骨髓、生山药、胎盘粉各30克，捣匀放入瓷罐内，放锅内炖30分钟，每次服10毫升，每日2次。

【方18】 黄归汤：黄芪10~15克，当归6~10克，水煎服，每日1剂，分2次服。

【方19】 黄矾散：煅皂矾1份，炒黄豆2份，研细末，枣汤泛为丸，每日3次，连服6天。适用于虫证引起的血虚。

【方20】 健脾益气补血方：生黄芪、黄精各10~15克，茯苓10克，党参、当归、熟地、陈皮各6~10克。水煎服，每日1剂。

【方21】 健脾生血丸：党参、苍术、陈皮、生鸡金、六神曲、醋煅针砂、绿矾各30克，红枣60克，米醋1500克。制法：前五味分别研为细末，红枣煮熟去皮及核，将绿矾、米醋置砂锅中溶化后入枣肉煮烂，浓缩，再入药末捣和为丸，日服3次，每次1克，白开水送下。

【方22】 芪参汤：黄芪、党参各10~15克，鸡血藤15克，水煎服，每日1剂，分2次服。适用于气血不足型缺铁性贫血。

【方23】 鹤枣汤：仙鹤草、米仁各30克，红枣10枚，水煎服，每日1剂，分2次服。适用于因慢性失血引起的贫血症。

【方24】 术矾散：苍术9份，皂矾1份，共研细末，混匀，每服1~1.5克，日服3次，饭后以大枣汤送服。适用于小儿营养性贫血。

【方25】 益气养血汤：青黛3克，黄精、何首乌、紫草、白及、千年健各9克。水煎服，每日1份，分2次服。适用于小儿缺铁性贫血。

【方26】 健脾补血汤：党参、焦三仙、仙灵脾各15克，白术、茯苓、熟地各9克，丹参18克，甘草6克。水煎取汁，每日分3次服下，饭前服。3岁以下用1/3剂，3~6岁用1/2~2/3剂，6~12岁用2/3~1剂。适用于小细胞性贫血。

【方27】 生血汤：党参、白术、茯苓、黄精、女贞子各9克，仙灵脾15克，肉苁蓉、甘草各6克，龙骨、牡蛎各12克。水煎服，每日1剂，分3次服。适用于小儿营养性贫血。

【方28】 治疳散：朱砂0.1克，蟾蜍1只（去内脏、脱皮），白公鸡肝1叶。将鸡肝划开口后，将朱砂撒入里面，然后一同放入蟾蜍内，用鲜荷叶包好，将其焙干至焦香后，立即趁热将混有少许白糖的醋喷洒在上面，使其酥脆研末，分3次1天吃完。适用于小儿营养不良性贫血。

【方29】 健脾生血方：生黄芪15克，党参、白术各10克，陈皮6克，浓煎，加糖配制成糖浆剂，每次5毫升，每日3次。1个月为一疗程。适用于小儿营养性贫血。

【方30】 健脾益气补血方：生黄芪、黄精各10~15克，茯苓10克，党参、当归、熟地、陈皮各6~10克。水煎服，每日1剂。适用于小儿营养性贫血。

5. 针灸疗法

【方1】 体针 取穴足三里、脾俞、心俞为主穴。心悸者配内关，腹泻配天枢，胃脘痛配中脘，行补法或平补平泻法，每日1次，10天为一疗程。

【方2】 体针 取主穴：大椎、足三里、膈俞；配穴：血海、曲池。每日1次，中弱刺激。

【方3】 体针 取主穴：膈俞、足三里、隐白、三阴交；配穴：气海、命门。采用补法，每日针1次，针后加灸。对较小患儿可单用灸法。10天为一疗程。

【方4】 耳针 取穴神门、心、脾、皮质下等。以王不留行籽胶布固定于以上穴位。患儿家长每天按压2~3次，两耳交替，3~5天更换1次，6次为一疗程。

【方5】　灸法　取穴百会、关元、足三里。隔姜灸，每日1次，10天为一疗程。

【方6】　灸法　取穴命门、膏肓、脾俞。每天灸1次，10次为一疗程。

6. 推拿疗法

【方1】　推补脾经，推三关，补心经，分手阴阳，运内八卦，揉足三里，摩腹，揉血海，捏脊。每日推拿1次，10次为一疗程。每疗程后休息3~5天继续治疗。

【方2】　补脾经（左侧），推三关（左侧），均100次；摩腹3~5分钟，捏脊3~5次。隔日1次，10次为一疗程。

【方3】　揉足三里50~100次，补脾经100~500次，捏脊3~5次，补胃经100~500次。隔日1次，10次为一疗程。

7. 敷贴疗法

【方1】　用党参、白术、苍术、黄芪、丹参、骨碎补、丁香、肉桂、陈皮等中药研末，制成药膏。贴敷于足三里、三阴交、血海、脾俞、肾俞等穴，每穴敷药直径为1厘米，隔2~3天换药1次，10次为一疗程。

【方2】　十全大补汤加陈皮等份，远志减半，麻油熬，黄丹收，制成膏，贴气海穴。

8. 薰脐疗法

五灵脂（生用）24克，青盐25克，乳香、没药、葱头（干）各3克，夜明砂6克，地鼠粪、木通各9克，麝香少许，共研细末。以6克放于脐内，用槐皮剪成钱状，放在药上，以艾灸之，每岁1壮。

九、怎样对营养性贫血患儿进行饮食药膳调理

营养性贫血患儿营养状态不佳，因此，食物的选择与调理便显得特别重要。食养、食治与药物治疗相得益彰，药借食威，食助药力，只要谷肉果蔬搭配得当，营养提供合理，甚至就可以不必服或少服药物，而大大改善贫血的状况。营养性贫血患儿在饮食上，需要多补充畜禽等食品，如动物肝脏、血、绿色蔬菜及自然界中的红、绿、黑色等深色食品，用来补充蛋白、铁剂、叶酸、维生素B_{12}等。药膳在本病的调理中也占有相当重要的位置，营养性贫血患儿宜选用的药物主要有党参、黄芪、当归、茯苓、红枣、山药、白术、莲子等。

1. 适合于对营养性贫血患儿进行调理的汤饮菜肴

【方1】　菠菜鸡蛋汤：将新鲜菠菜50克洗净，切段放入适量的水煮熟，再将1只鸡蛋浆调匀入油锅中稍炒成块后放入菠菜汤，然后用食盐、麻油、味精调味，可作食用汤服用。可补铁补血，适用于缺铁性患儿食用。

【方2】　黄豆猪肝汤：将黄豆100克洗净，放入锅内加水煮沸，再将猪肝100克洗净放入锅中一同煮熟，每日2次分食，连用3周。适用于各类型缺铁性贫血。

【方3】　桂圆汤：桂圆肉50克，大枣30枚，赤小豆或黑豆50克，放入适量水，小火煮熟后加红糖少许，作点心服用，也可加粳米250克，作粥食。有健脾补血作用。

【方4】　泥鳅汤：活泥鳅2条，洗净粘液，加入适量水和少许食盐，煮熟食用。可补充丰富的铁质和维生素。

【方5】　猪血豆腐汤：猪血150克，豆腐300克，盐适量，加水煮至猪血、豆腐见蜂眼为度，调味服食，每日1次，常服之。适用于各型缺血性贫血。

【方6】　猪肝荠菜汤：猪肝100克，荠菜150~200克。新鲜猪肝切片，荠菜洗净切段，锅内水烧开，放入猪肝和荠菜，加少许盐及姜片，水沸后肝熟食用。适用于营养性贫血。

【方7】　海带、芥兰菜各100克，同煮当菜食。

【方8】　猪肝（牛肝、鸡肝均可）250克，切成大块，水煮，熟后蘸酱油食用，每日1次。具有养血补肝作用，适用于各型缺铁性贫血。

【方9】　番茄、羊肝、菠菜各250克，葱、姜、食油、盐各适量。将羊肝洗净切片，番茄洗净切碎，菠菜洗净切段节，葱、姜洗净切丝。用武火把锅烧热，倒入食油，油将沸，放入羊肝、葱、姜丝，用铲略翻后，放入番茄、菠菜，略加食盐，炒熟即可。加入少许味精调味食用，常食之。可补肝养血，适用于血虚型缺铁性贫血。

【方10】　参枣汤：党参10~15克，大枣15~20枚。水煎，去党参，食枣喝汤。用于营养性贫血体质虚弱、消瘦疲倦者。

【方11】　归参鳝鱼羹：鳝鱼50~100克，当归、党参各5~10克，生葱、生姜各3~5克，细盐适量。煮熟趁热空腹食鱼喝汤。每日1次，连食3~5日。用于气血两虚、体质虚弱、倦怠乏力等。注意：发热腹泻者不宜用。

【方12】　何首乌20克，菠菜100克。同煮，吃菠菜喝汤。用于营养性贫血。

【方13】　新鲜菠菜100克，鸡蛋2个，用开水将菠菜煮熟，放入调匀的鸡蛋，加调味品后，作汤服用。

【方14】　红枣15枚，桂圆50克，赤豆100克，加水煮熟成汤服用。

【方15】 山药扁豆瘦肉汤：猪瘦肉60克，山药15克（鲜品50克），炒扁豆30克，水适量，共入锅内炖煮，调味服食，每日1次，连服7~15天。适用于脾胃虚弱的缺铁性贫血。

【方16】 虫草牛髓胎盘汤：虫草15克，牛骨髓、生山药各250克，蜂蜜250毫升，胎盘粉30克。共捣匀，同蜂蜜共入瓷罐中，蒸20分钟。每次服2汤匙，每日2次。

【方17】 归芪鸡汤：鸡肉250克，黄芪30克，当归10克，加水炖1小时，去黄芪、当归，吃肉饮汤。有健脾和胃、益气养血作用。

【方18】 芹菜250克，蛋皮适量（或豆腐干丝150克）。芹菜洗净切段，开水煮1~2分钟后，与蛋皮或豆腐干丝拌和，加调料。有健脾补血、利尿降压作用。

【方19】 海带适量，洗净后切成细条状，炒或煮食。有补养气血作用。若与猪肉共煮，效味更佳。

【方20】 猪肝（羊肝、牛肝、家禽肝均可）100克，猪腰100克，加调味品煮汤。有补益肝肾、养血生髓作用。

2. 适于给营养性贫血患儿进行调理的药膳

【方1】 新鲜猪肝150克，制成泥状，放入粳米100克，加水，煮成粥。作早餐或点心服用。

【方2】 粳米、薏苡仁、百合、莲子肉、山药各30克，加大枣10枚煮粥。用于脾虚、消化不良的患儿。

【方3】 八味粥：薏苡仁50克，赤小豆、生山药各30克，芡实米、莲子各20克，大红枣20枚，白扁豆15克，糯米300克。先将苡仁、赤小豆、芡实米、白扁豆放入锅内加水煮烧，然后放入后4味一同煮烂，每日早晚服食。可健脾补血，适用于脾胃虚弱型贫血。

【方4】 豆楂面：红小豆、绿豆、豌豆、生山楂、藕粉各

30克，鸡内金15克。将三豆炒微熟，研粉。再将山楂、鸡内金焙干，为细末。将以上与藕粉混合后，拌匀。每取面适量，加水熬成粥，加入红糖少许，炖服。每日3次，连服1个月，并可常服。可健脾胃、消食补虚。适用于脾胃虚弱型缺铁性贫血。

【方5】　杞子、龙眼、红枣膏：枸杞子500克，龙眼肉（桂圆肉）250克，红枣500克。上3味放锅内渐渐加水，以小火慢慢熬至杞子、龙眼肉、红枣无味，过滤去渣，收成膏，用瓷罐收。每日2次，每服1~2匙。可健脾补虚、安神养血。适用于心脾两虚型缺铁性贫血。

【方6】　红枣木耳汤：红枣50克，木耳50克，红糖少许。木耳用温水泡发洗净，与红枣一起放红糖炖熟食枣、木耳喝汤。具有凉血止血作用。适用于慢性失血性贫血患儿。

【方7】　红枣黑豆汤：红枣、黑豆各65克。共煮熟烂，食枣豆饮汤。每日2次，连服1~3个月。可健脾补血。适用于气血两虚型贫血。

【方8】　大枣胡桃杞子酥饼：大枣250克，胡桃仁、枸杞子各50克，玫瑰花10克，糖100克，芝麻50克，猪油150克，面粉500克。制法：大枣去核捣烂，胡桃仁放油锅内炸成金黄色，切碎，芝麻炒香，上4种与玫瑰花、白糖一起拌匀成馅，待用。再将200克面粉倒在案板上，加100克猪油和匀，制成干油酥。把剩余的面粉加50克猪油和适量水和成面团。将干油酥包在油面团内，按扁擀成长方形，从上至下卷成筒形，揪成20个剂子，按成圆皮，包馅，收严口子，擀成一个个圆形环，如有条件按上模印更好。锅内放油，烧成六成熟，将生坯下入锅炸至见酥浮起，呈浅黄色即熟，出锅后稍凉即成。常食之，可健脾补肾。适用于脾肾阳虚型缺铁性贫血患儿。

【方9】　黑木耳5~10克，红枣10~20克，糯米100克，煮粥，加糖适量。有补益气血作用。

【方10】 肝粥：动物肝100~150克，粳米100~150克，生姜2~3片，加水共煮粥。加调料，趁热服食。有益气生血、养肝明目作用。

【方11】 鸡粥：母鸡1只（1~1.5千克），洗净后煮汤，取浓汤与粳米100克共煮粥，加调料，食用之。有滋补气血作用。

十、怎样对营养性贫血患儿进行家庭护理

营养性贫血患儿机体抵抗力弱，易感染，因此，要注意气候变化，及时为其增添衣服，以预防呼吸道感染及消化功能紊乱，避免交叉感染，因为任何短时期的轻度感染都能使贫血病情加重。

严重贫血患儿应注意让其卧床休息。

应给予患儿易消化、富有营养的饮食。并要注意食物的合理搭配，以增加铁和维生素的吸收。对缺铁性贫血患儿要注意适当多给其一些瘦肉、家禽、鱼肉、维生素C等，以促进和增加铁的吸收；对患巨幼细胞性贫血的患儿，则应适当多给其一些动物肝、肾、蛋黄、绿叶菜等富含维生素B_{12}、叶酸的食物。

在患儿服用铁剂时，应注意让其忌饮茶水和吃含鞣质类的水果、药物，还要避免与大量牛奶同时服用，因为牛奶中含磷酸较高，影响铁的吸收。

及时、认真地按医嘱服药。个别小儿服用铁剂治疗贫血时，胃肠道反应强烈，虽然给予调整剂量和对症处理，仍不能坚持服药者，可改用注射铁剂。铁剂治疗4个星期后无效者，可能是患儿未按医嘱服药或缺铁的原因未能清除，如钩虫病、胃肠道隐性失血、反复鼻衄及合并感染未能排除等，应进一步作详细检查。

小儿患营养性贫血时一般可在家中治疗。但如果属于下列情况，则应让孩子住院治疗：（1）血红蛋白低于60克/升、合并心功能不全时，需住院输血治疗，采取少量多次的输血方法，以免加重心脏负担。（2）合并感染时，会使贫血加重，形成恶性循环，应住院治疗。（3）口服铁剂不能耐受而需注射铁剂的小儿。（4）对铁剂治疗无效的难治性贫血，不能排除骨髓异常增生综合征、再生障碍性贫血等，应去医院进一步确诊。

十一、怎样预防小儿患营养性贫血

从孕妇增加营养作起。让孕妇多食含铁丰富的食品，如豆类、肉、蛋、动物肝脏及血、瓜果蔬菜等，防止早产和胎儿失血。

合理喂养。广泛宣传母乳喂养的优越性与合理喂养的必要性，普及防治营养性贫血的知识，注意母亲孕期和哺乳期的营养及合理膳食，防止铁和其他营养素缺乏。

对早产儿、体弱儿及哺乳期婴幼儿，应及时添加辅食，养成良好的饮食习惯，合理搭配食物，进食易消化、营养又丰富的食物，如黑木耳、瘦肉、黄鳝、猪肝、海带、芹菜、黄豆、紫菜、红枣、动物血、水果等。注意补铁时，不要与大量牛奶同时饮用。

纠正挑食、偏食、爱吃零食的毛病，食品的种类要多样化。要选择易消化、营养丰富的食品。防止厚味荤腥生冷油腻之食物伤害小儿脾胃。要教育小儿养成爱吃新鲜蔬菜、豆类的习惯。这是获得足够维生素和各种矿物质的重要源泉之一，对预防贫血至关重要。

积极治疗容易引起贫血的各种慢性疾病。小儿时期许多疾病如消化不良、长期腹泻、呕吐、慢性痢疾、慢性失血性疾病等，都能引起缺铁性贫血。因此，及时治疗这些疾病，也是预防小儿营养性贫血发生的一种重要措施。也只有尽快地治愈这些影响营养精微吸收、损耗气血津的慢性疾病，才能使小儿气血充足。这既是预防贫血的重要方法，也是治疗贫血的根本手段。

再生障碍性贫血

一、什么是再生障碍性贫血

再生障碍性贫血，简称“再障”，又叫不增生性贫血、低增生性贫血及全身骨髓痨。它是由多种原因和不同机理引起骨髓造血功能衰竭，导致全血细胞生成减少的一种综合病症。其特点是全血细胞减少，骨髓中造血组织明显减少而代以脂肪组织。各年龄都可发生，但以3岁~12岁的小儿为多见，是儿科常见贫血症之一。

再生障碍性贫血根据其临床表现、起病原因和病程，分为急性型（又称重型再障-1型）、慢性型和重型再障-2型。急性型再障起病急，病程短，病死率高，常死于出血和感染；慢性型再障，则起病缓，病程长，迁延难愈，但大部分经治疗可长期缓解或痊愈，部分患儿预后不佳。

本病临床上以贫血、出血和反复感染以及全血细胞减少为基本特点。

再障的发病机理较为复杂，至今尚未完全明了。近年来国内外进行了大量研究，认为本病的发病与造血干细胞受损、造血微环境缺陷，以及免疫介导因素有关。

中医认为，本病属祖国医学“虚劳”、“血证”、“亡血”之范畴。是虚证，病在脾、肾。小儿再障临床再现多为气血两虚，尤以脾气虚较为突出。

二、再生障碍性贫血有哪些临床表现

再生障碍性贫血的主要症状为贫血、出血、感染和发热。

贫血：呈进行性加重，可表现为头痛、眩晕、耳鸣、眼花、晕厥、注意力不集中甚至记忆力减退、心悸、气促。

出血：一般以皮肤粘膜出血为主，其原因与血小板量的减少及质的异常有关。急性再障少数出血严重除皮肤粘膜出血外，常有内脏出血如呕血、便血、尿血、子宫出血、眼底出血和颅内出血。颅内出血常为本病的死亡原因。慢性再障很少有内脏出血。

感染：急性再障感染较重，慢性再障感染较轻且少见。由于粒细胞减少而反复发生呼吸道感染、口腔感染、蜂窝组织炎、皮肤化脓性感染及败血症。

发热：常伴非感染性不规则低热。

另外，再生障碍性贫血还会有以下体征：由于贫血，可见面色苍白，睑结膜及甲床苍白，久病患者心尖部常可闻及收缩期吹风样杂音。部分病例肝脏可达肋下1~3厘米，脾及淋巴结不大。

临床分型：再生障碍性贫血，根据起病缓急、病程长短分为急性型和慢性型：

急性型的主要表现特征：（1）发病急，进展迅速，病程短，一般1~7个月。（2）贫血多较严重，呈进行性加剧，常伴严重感染及内脏出血，虽经大量输血，往往也不能改善。（3）发热，半数病人体温在38℃以上，每次发热的持续时间也较长。（4）出血，均有体表及内脏出血，体表出血表现为皮肤出血点及大片瘀斑，口腔粘膜有小血肿，此外有鼻衄、牙龈出血、眼结膜出血点。内脏出血常见为呕血、便血、尿血，咯血虽可发生但很少见。（5）感染，常发生败血症，感染难控制。（6）皮肤苍白，有出血点，大片瘀斑和血肿，四肢及躯干均可有。（7）球结膜出血多见，眼底可有视网膜出血，鼻出血因反复填塞止血而鼻粘膜易出现糜烂面并继发感染。（8）肝、脾、淋巴结一般不大，个别病人肝在肋下可触及。（9）心率增快，可出现贫血性心血管杂音。

慢性型的主要表现特征则为：（1）起病和进程缓慢，病程长，一般1~4年以上。（2）贫血，多不十分严重，经输血可改善，血红蛋白可升高，但短时间内又下降。（3）可有发热，以中度发热多见，每次发热时间短。（4）较少合并感染，如有感染，以上呼吸道感染及难以发现的感染灶最为常见，感染较急性型者易控制。（5）出血，较轻，以表浅出血为主，内脏出血少见。（6）皮肤苍白，皮下出血以散在的小出血点为主，四肢、躯干均可见。（7）眼、鼻腔、口腔可有粘膜出血，较易止血，眼底视网膜也可有点状或片状出血。（8）晚期病儿有心脏扩大、心率增快，大部分病人可出现贫血性心血管杂音。（9）少数病例可有轻度肝肿大，脾及淋巴结无肿大。

三、再生障碍性贫血的病因病理是什么

西医认为，小儿再生障碍性贫血分为原发性再障和继发性再障，各有着不同的病因。

原发性再障，多数病因不明，近来认为是一种隐性遗传性

造血不良，可见有家族性发病的病例。其中大多数不合并其他先天性畸形。少数病儿中有先天脑、肾、眼等发育不全。

继发性再障可由以下因素引起：

化学因素和某些抗癌药物、抗生素（氯霉素、合霉素）、磺胺类、抗癫痫药等，均能损伤骨髓，降低骨髓生血功能。

物理因素，各种放射线都能损伤骨髓造血器官，较大剂量放射线等直接损害骨髓干细胞，因而导致骨髓全血细胞增生低下。

生物因素，如病毒性肝炎，其他严重感染，如粟粒性结核、伤寒等，亦能抑制骨髓造血功能，可引起再生障碍性贫血。

其他因素，阵发性睡眠性血红蛋白尿的患者可继发再障，某些疾病的晚期如晚期恶性肿瘤、晚期甲状腺功能减退等，也可引起继发再障。

中医则认为，小儿再生障碍性贫血的病因，主要是由于脾肾两虚，尤其以肾虚为主。血液的资生在脾，而根源于肾。因为小儿脾常不足，肾常虚的特点，所以更易为各种致病因素伤害，以致外邪内伏，耗伤肾精，从而引起贫血。又因小儿稚阴稚阳，对药物反应较成人灵敏，而对药物耐受性远较成人为差，特别是有毒的化学药品、放射线物质等，都是以伤害脏腑、克伐生生之气，结果造成阴阳失调、气血两虚，形成虚劳，损伤造血器官，从而导致全血细胞减少，故表现为贫血、出血以及容易感染等症状。

再生障碍性贫血的发病机理：至今尚未完全明了，各种因素引起骨髓微环境的损害，是产生再障的根本原因。造血干细胞的损害是继发的。近年来实验证明，再障的原因并非单独由于骨髓微环境损害所致，可能与宿主干细胞的受损也有关系。此外，发现再障的原因可能有免疫因素。总之，各种有害的因素使骨髓微环境遭受破坏，影响造血干细胞的生长发育，以致造血功能低下，同时在自身抗干细胞抗体和淋巴细胞的细胞毒的作用下，可引起干细胞的免疫损伤，而致造血功能低下，最终导致全血细胞减少。

四、再生障碍性贫血理化检查有哪些异常

1. 血液检查

全血细胞减少，红细胞和血红蛋白一般成比例地减少，呈正细胞正色素性贫血。

白细胞总数减少，多在1.5×10^9~4.2×10^9/L之间，主要是粒细胞减少。

约有50%的患儿在诊断时已有严重的血小板减少。

网织红细胞减少，重症和急性病例血中找不到网织红细胞。

出血时间延长，血块收缩不良。

血细胞减少情况急性较慢性再障为重。

2. 骨髓象

急性型再障多部位骨髓穿刺为增生低下或重度减低。慢性型多增生不良，可呈灶性增生。巨核细胞明显减少。非造血细胞增多，骨髓小粒中淋巴细胞与非造血细胞之和常大于50%。骨髓增生度可分为：

(1) 增生极度减低型：多部位骨髓未发现或仅见少许造血细胞，多为网状细胞、浆细胞、淋巴细胞及脂肪组织。

(2) 增生减退型：多部位或部分骨髓原始或幼稚细胞缺如，仅见少量造血细胞，以成熟型为主，非造血细胞增多。

(3) 增生（正常）型：骨髓增生正常，巨核细胞数减少，

非造血细胞增多。

（4）过增生活跃型：红系或粒系较正常多见，原始及幼稚细胞亦可见，巨核细胞少见，非造血细胞不多见，该型须除外溶血性贫血。

儿童再障以2型多见，必要时应进行多部位骨髓穿刺或活检。

五、再生障碍性贫血的诊断标准是什么

（一）诊断标准

（1）全血细胞减少，网织红细胞绝对值减少。

（2）一般无脾肿大。

（3）骨髓检查显示至少一部分增生减低或重度减低（如增生活跃，须有巨核细胞明显减少，骨髓小粒成分中应见非造血细胞增多，有条件者应作骨髓活检等检查）。

（4）能除外其他引起全血细胞减少的疾病，如阵发性睡眠性血红蛋白尿、骨髓增生异常综合征中的难治性贫血、急性造血功能停滞、骨髓纤维化、急性白血病、恶性组织细胞病等。

（5）一般抗贫血药物治疗无效。

（二）分型标准

急性再生障碍性贫血（亦称重型再生障碍性贫血1型）

（1）临床：发病急，贫血呈进行性加剧，常伴严重感染，内脏出血。

（2）血象：除血红蛋白下降较快外，须具备以下三项中之二项：①网织红细胞<1%，绝对值$<0.015\times10^{12}/L$；②白细胞明显减少，中性粒细胞绝对值$<0.5\times10^{9}/L$；③血小板$<20\times10^{9}/L$。

（3）骨髓象：①多部位增生减低，三系造血细胞明显减少，非造血细胞增多，如增生活跃须有淋巴细胞增多；②骨髓小粒非造血细胞及脂肪细胞增多。

慢性再生障碍性贫血

（1）临床：发病慢，贫血、出血、感染较轻。

（2）血象：血红蛋白下降速度较慢，网织红细胞、白细胞、中性粒细胞及血小板值常较急性再生障碍性贫血为高。

（3）骨髓象：①三系或两系减少，至少一个部位增生不良，如增生良好红系中常有晚幼红（炭核）比例增多；巨核细胞明显减少；②骨髓小粒、脂肪细胞及非造血细胞增加。

④病程中如病情恶化，临床血象及骨髓象与急性再障相同，称重型再生障碍性贫血2型。

六、再生障碍性贫血需与哪些疾病相鉴别

1. 需与急性白血病相鉴别

急性白血病临床亦有贫血、出血和发热三大主证，且血象示全血细胞减少，骨髓增生低下，容易与再生障碍性贫血混淆。但急性白血病肝、脾及淋巴结肿大，血象及骨髓象中可见幼稚细胞。

2. 需与阵发性睡眠性血红蛋白尿相鉴别

阵发性睡眠性血红蛋白尿可表现贫血、黄疸、皮肤色素沉着、肝脾肿大等，其临床特征是晨间出现血红蛋白尿。全血细胞减少，但网织红细胞增高。骨髓大多增生活跃，以红细胞系统增生明显。可有发作性的睡眠后酱油色尿或葡萄酒色尿的病史，即

可鉴别。发作时尿隐血试验阳性，尿含铁血黄素试验阳性。

3. 需与骨髓增生异常综合征相鉴别

骨髓增生异常综合征在临床以贫血为主要表现，伴有不同程度出血。血象表现为一系或两、三系血细胞减少，骨髓象多示增生活跃，至少有两系呈病态造血。

4. 需与恶性组织细胞病相鉴别

恶性组织细胞病症状与再生障碍性贫血类似，但高热和出血现象严重，多有肝、脾、淋巴结肿大。血象表现为全血细胞减少，尤其是中性粒细胞进行性减少，但骨髓涂片可见多种形态的异常组织细胞，为本病的重要特征。

5. 需与特发性血小板减少性紫癜相鉴别

特发性血小板减少性紫癜在临床以出血为主要表现，贫血程度与出血程度相一致。血小板计数减少，出血时间延长。骨髓检查巨核细胞数增多，红细胞系列可因失血而增生。多数患者血清中可检出抗血小板抗体。

6. 需与其他可有全血细胞减少的疾病相鉴别

如恶性淋巴瘤、脾功能亢进等，可根据各病特点加以鉴别。

七、再生障碍性贫血的西医疗法有哪些

1. 一般治疗

如查出原因者，应及时去除。如系某种药物引起，应立即

停用该药；如系化学物质或放射物质所致者，应停止接触。

适当休息，加强护理。合理安排生活制度，保证营养供给，注意防止出血及感染，对已发生感染者积极给予抗生素控制，并给予必要的支持疗法。有出血倾向时可用肾上腺皮质激素。

对重症患儿进行隔离，防止交叉感染。

注意皮肤及口腔护理，每天清洗皮肤，大便后用消毒液清洗肛门，经常用洗必泰漱口。

2. 支持治疗

输血：对病情较重的患儿可适当输血。但应尽量按所需成分输血，避免一概输全血。对重度贫血者以输注浓集红细胞为宜，对出血严重者可输注血小板或新鲜血。

止血：对出血症状重者给予止血剂。常用药如止血敏、安络血。止血敏每次0.25克肌肉注射或静脉注射，每日2次；安络血，5岁以下者每次2.5~5毫克，5岁以上者每次5~10毫克，肌肉或静脉注射，每日2次，亦可每次2.5~5毫克口服，每日3次。

抗感染：对有明显感染者应及时应用广谱抗生素，最好选用两种以上有效抗生素联合治疗。应选用不影响造血功能、对致病菌有效的抗生素。常用青霉素类、头孢菌素类等。如果经足够强度的抗感染治疗3天后仍无效，应输白细胞悬液。

3. 免疫抑制剂治疗

甲基强的松龙：每公斤体重20毫克，一次静脉注射，连续14天后骤然停药。

抗胸腺球蛋白：每公斤体重10毫克，持续静脉滴注12~18小时，连用5天。需与甲基强的松龙合用。

抗淋巴球蛋白：每公斤体重40毫克，静脉滴注，连用4天。需与甲基强的松龙合用。

大剂量丙种球蛋白静注，每公斤体重每次1克，每4周1次，6个月可获缓解。

4. 雄性激素治疗

雄激素是治疗慢性再障的常用药，可使血清中促红细胞生成素增多，使骨髓中红系祖细胞及粒单系祖细胞生成增加。有效率35%~81%。常用的有：

丙酸睾丸酮：每次每公斤体重1~2毫克，每日或隔日1次，肌肉注射。治疗须持续3~6个月。

去氢甲睾酮（大力补）：每日每公斤体重0.25~0.5毫克，最大可每天每公斤体重用1毫克，分次口服。

康力龙：每天每公斤体重0.1~0.3毫克，分次口服。服药时间不少于3~6个月。

康复龙（羟甲烯龙）：每天每公斤体重0.25~2毫克，分次口服。

上述药物应用2~3个月后网织细胞先上升，然后血红蛋白逐渐上升，继之白细胞回升，血小板常需半年后才回升。应长期用药，但应注意肝功能损害等副作用。

5. 肾上腺皮质激素治疗

肾上腺皮质激素可暂时改善症状，减少出血。常用泼尼松，每日每公斤体重0.5~1毫克，分次口服。与雄性激素合用，可减少对骨骼生长的副作用。

6. 神经兴奋药治疗

神经兴奋药可能通过兴奋支配骨髓的内脏神经，扩张血管，改善骨髓造血微环境而起治疗作用。常用药物有：

硝酸士的宁：采用递增剂量方法，每周肌肉注射5天，休息

2天。每日剂量分别为1毫克、1毫克、2毫克、2毫克、3毫克。如此重复使用，疗程3~6个月。

一叶萩碱：每日每公斤体重8毫克，肌肉注射，连用3个月。

山莨菪碱（654-2）：每日每公斤体重0.5~2毫克，分2次静脉注射，睡前加服片剂每公斤体重0.2~0.8毫克，连服30天，间隔7天，重复使用。

上述3种药一般多联合应用，适于慢性再生障碍性贫血患儿。

7. 骨髓移植治疗

骨髓移植是重型再生障碍性贫血的首选疗法。其方法是：采取病人近亲中具有血型完全一致、相同HLA组织类型、抗人球蛋白试验检查合格的供髓者。移入组织的量一般按有核细胞总数计算，有效病例接受10亿左右或更多细胞，一次或多次输入。为避免排斥反应，可采用移植前环磷酰胺及全身照射等免疫抑制措施。

8. 胎肝输注治疗

用于慢性再生障碍性贫血比急性再生障碍性贫血疗效好。有资料显示，近期疗效达72.5%，远期疗效35.6%。输注胎肝不需要配血型，副反应小，方法比较简单。

9. 脐血输注治疗

脐血中含有较多的造血干细胞及较高水平的造血刺激因子，用脐血输注治疗慢性再生障碍性贫血，可收到近期改善血象、稳定情绪、减少输血的效果。

10. 脾切除治疗

适用于对各种治疗无效的患儿，可使部分病例治愈或缓解。

对慢性非严重型再生障碍性贫血，经中西医治疗半年以上无效，骨髓增生接近正常，有红细胞寿命缩短证据，无明显出血者疗效较好。对骨髓增生明显低下者，手术应慎重。脾切除后仍需采取各种综合治疗措施，方能取得较好效果。

八、再生障碍性贫血的中医疗法有哪些

1. 分型治疗

(1) 邪毒炽盛

主要症状：起病急骤，面色苍白，壮热不退，皮肤大片瘀斑瘀点，斑色红紫，鼻衄齿衄，烦躁口渴，便干尿黄，头晕乏力，舌红苔黄，脉细数。

治疗方法：清热解毒，凉血止血。

【方选】犀角地黄汤加减

药用：水牛角30克（先煎），生地15克，麦冬12克，茜草10克，丹皮10克，白芍10克，银花12克，连翘12克。水煎服，每日1剂。

高热不退者，加生石膏30克、羟羊角粉0.5克（冲）；出血者，加仙鹤草、白茅根各15克。

(2) 肝肾阴虚

主要症状：面色苍白，唇甲色淡，指甲枯脆，肌肤不泽，时有鼻衄齿衄，低热盗汗，手足心热，心烦口渴，两目干涩，眩晕乏力，便干尿黄，舌红少苔，脉细数。

治疗方法：滋补肝肾，养阴生津。

【方选1】 左归丸合二至丸加减

药用：生地、枸杞子、桑椹子、何首乌、女贞子、旱莲草

各15克，山药、山萸肉、鹿角胶、龟板胶各10克，菟丝子、甘草各6克。水煎服，每日1剂。持续低热，加鳖甲、地骨皮；反复出血，加白茅根、仙鹤草；便干，加玄参、花粉。

【方选2】 杞菊地黄丸加减

药用：枸杞子、菊花、山萸肉、鹿角胶（烊）、龟板胶（烊）、丹皮各10克，熟地黄、山药、茯苓、旱莲草各15克，甘草6克。水煎服，每日1剂。

反复出血者，加白茅根15克、仙鹤草15克。

(3) 心脾两虚

主要症状：面色无华，口唇色淡，爪甲不泽，心悸气短，头晕目眩，体倦乏力，食少纳呆，大便稀溏，舌淡苔白，脉细无力。

治疗方法：补益心脾，益气养血。

【方选】归脾汤加减

药用1：鹿角胶、菟丝子、熟地、黄芪各12克，山药、山萸肉、仙灵脾、枸杞子各10克，附子、肉桂各3克。水煎服，每日1剂。兼有血瘀者，加丹参、川芎；方中附子、肉桂从小量使用，逐渐加量。

药用2：党参12克，茯苓15克，白术10克，黄芪12克，当归6克，白芍10克，阿胶10克（烊），仙灵脾8克，木香6克，甘草6克。水煎服，每日1剂。

心悸者，加五味子6克、龙眼肉10克；便溏者，加山药12克、炒扁豆12克。

(4) 脾肾阳虚

主要症状：发病较久，面色苍白，爪甲无华，精神不振，形寒肢冷，体倦乏力，食少便溏，舌淡苔白，脉沉细。

治疗方法：温补脾肾，培元固本。

【方选】右归丸加减

药用：鹿角胶（烊）、山萸肉、仙灵脾、枸杞子各10克，菟丝子、熟地、山药各12克，黄芪15克，当归8克，熟附子6克（久煎），肉桂3克（焗）。水煎服，每日1剂。

食少便溏者，去熟地、当归，加党参12克、白术10克、陈皮6克。

2. 专方治疗

【方1】　参马鹿茸散：红人参30克，制马钱子5克（刮毛），鹿茸10克。共研细末。3~6岁每次0.2~0.3克，6~9岁每次0.3~0.4克，9~12岁每次0.4~0.5克。日服3次，饭后温开水送服。服10天停5天，再开始服用。60天为一个疗程。本方有助阳升血作用，适用于肾阳虚衰型再障患儿。注意：必须严格掌握马钱子的炮制方法和剂量，严密观察反应，若服用出现心慌肉跳或发惊等症状时，则应暂时停用，待症状消失后再适量服用。

【方2】　胎盘养血膏：紫河车1具，阿胶250克，桂圆肉500克，党参250克，熟地300克，天冬250克。紫河车烘干研粉；党参、熟地、天冬水浸一宿，浓煎3次，每次煎1小时，滤取药汁；阿胶用黄酒浸透，与桂圆肉同入上药汁中，用小火收膏，膏将成时将紫河车粉调入，每日早晚空腹各1匙，开水冲服。

【方3】　生精补血汤：鹿胎膏10克，阿胶9克，枸杞子15克，熟地12克。先将枸杞子、熟地水煎2次，每次1小时，去渣后入鹿胎膏和阿胶，溶化后分2次服，连服1~3个月。

【方4】　牛骨髓丸：牛骨髓、紫河车、龟板胶、鹿角胶、阿胶、肉桂、首乌、当归各等量。制成丸剂，3~6岁每次2~3克，6~9岁每次4~5克，9岁以上每次6克，日服3次。

【方5】　生血片：胎盘粉210克，肉桂45克，海螵蛸45克，皂矾500克，阿胶90克。前4味药共研细末，将阿胶化开，加适量淀粉制成糊状，与药面混合制成片剂，每片0.5克。3~6岁每次服1/2~1片，6~9岁每次服1~2片，9~14岁每次服2~3片，日服2~3次。

3. 中成药治疗

【方1】 再障生血片：每片0.3克，每服0.3~0.6克，1日2次。适用于脾肾两虚型再障患儿。

【方2】 复方阿胶浆：每支20毫升，1日2~3次，每次1支。适用于气血两虚型慢性再障患儿。

【方3】 河车大造丸：具有滋养肝肾之功效，适用于肝肾阴虚型慢性再障患儿。

【方4】 乌鸡白凤丸：每服3克，1日2次。具有补气养血作用，适用于气血两虚型再障患儿。

【方5】 犀角地黄丸：3~6岁每次服1/2丸，7~14岁每次1~2丸，日服2次。适用于急性再障、邪毒炽盛患儿。

【方6】 归脾丸：3~6岁每次3克，6~9岁每次6克，9岁以上每次9克，日服2~3次。适用于慢性再障、心脾两虚患儿。

【方7】 济生肾气丸：每次1丸，1日2次，口服。

【方8】 十全大补丸：每次1丸，1日2次，口服。

4. 单方验方治疗

【方1】 紫河车焙干，研末，每次3克，1日3次，口服，温开水送服。

【方2】 党参30克，大枣10枚，煎汤代茶服用。

【方3】 牛骨髓240克，生山药240克，胎盘粉30克，蜂蜜240克，共调匀，置入瓷罐中放锅内蒸熟，每次服用两匙，1日2次。适用于阴阳两虚型再障患儿。

【方4】 红枣30枚，党参、黑木耳各30克，水煎服，每日1剂。

【方5】 鹿角胶或鹿角霜，每次服用6克，每日2次，对再生障碍性贫血引起的红细胞减少效好。

【方6】　黄芪30克，党参30克，甘草5克，当归10克，补骨脂10克，仙茅10克，仙灵脾10克，每日1剂，水煎服。

【方7】　鱼鳔100克，炒炼成胶，熔黄成珠，每次服2~5粒，每日2次，温开水冲服。

【方8】　牛骨髓、生山药各250克，冬虫夏草、胎盘粉各30克，蜂蜜250克，共捣入瓷罐，再置锅中炖30分钟，每次2汤匙，每日2次。

【方9】　生髓方：生芪、花粉、桑葚子各15克，党参、仙茅、仙灵脾、菟丝子、补骨脂、乌梅、生麦稻芽各10克，生熟地各6克，甘草6克。水煎，每日1剂。也可配蜜丸服用。

【方10】　参马散：人参10克，制马钱子（刮毛）2克，共研细面，3~6岁每次服0.1~0.15克，6岁以上每次服0.15~0.3克，每日早晚各服1次，服药7天，停4天，3个月为一疗程。服用过程中，掌握马钱子量，防止中毒。

【方11】　脑灵素：由人参、鹿茸、龟板、鹿角胶、枸杞子、五味子等组成，每次1/2~1片，每日2~3次，连服3个月以上。适用于肾阳虚及阴阳两虚型再障患儿。

【方12】　7610注射液：内含猪排骨、天冬、枸杞子、大枣等生药，7岁以上每次2毫升，7岁以下每次1毫升，肌肉注射，每日2次，适用于肾阴虚型再障患儿。

【方13】　鹿胎膏10克，阿胶10克，枸杞子15克，熟地黄12克。先将枸杞子、熟地黄水煎2次，每次1小时，去渣后入鹿胎膏和阿胶，溶化后分2次服，连服1~3个月。适用于慢性再生障碍性贫血患儿。

【方14】　海参（干品）50克，大枣10枚，猪骨200克，加水炖服，每天1剂，10天为一疗程。每疗程间隔2~4天。

【方15】　新鲜猪脾1~2个（约200克），洗净后炖服或焙干成粉用，每日1次。

【方16】　四合粉：徐长卿、紫河车、小叶鸡尾草、生甘草各等量，1日2~4克，分2~4次饭前服，1~4个月为一疗程。

【方17】　复血汤：山萸肉、黄精、生黄芪、当归、阿胶、玉竹、生地、熟地各9克，何首乌、旱莲草、生山药各15克。水煎服，每日1剂，分2~3次服。

【方18】　造血2号：白茅、仙灵脾、补骨脂、女贞子、当归各10克，胡芦巴6克，肉苁蓉5克，菟丝子12克，黄芪15克。水煎服，每日1剂，分2次服。适用于慢性再生障碍性贫血。

【方19】　黑麻羊肠汤：羊肝1具，黑芝麻1000克。羊肝蒸熟，竹刀切片，瓦上焙干，去筋杂，黑芝麻炒微黄，二味共研细粉，每日早晚各服10克。适用于小儿再生障碍性贫血。

【方20】　大菟丝子饮：菟丝子、女贞子、枸杞子、首乌、熟地、山萸肉、桑椹子各10克，旱莲草12克，补骨脂6克，肉苁蓉5克。水煎服，每日1剂，分2次服。适用于小儿慢性再生障碍性贫血。

5. 针灸疗法

【方1】　体针　取穴大椎、足三里为一组，内关、鸠尾、肝俞为一组。两组交替针刺，每日1次，手法采用中等或弱刺激。

【方2】　体针　一组：足三里、风池、膏肓；二组：大椎、肾俞、安眠；三组：合谷、命门、曲池；四组：膈俞、胆俞、肝俞；五组：胆俞、大椎、安眠；六组：内庭、足三里、肾俞。每天刺一组，各组交替，6天为1疗程，两疗程间停3天。

【方3】　体针　取穴大椎、膈俞、悬钟，配穴肝俞、脾俞、足三里、三阴交、膏肓。采用轻刺激法，每日1次，10日为一疗程。

【方4】　体针　取穴大椎、肾俞、足三里为一组；大椎、膏肓、合谷、血海为一组。两组穴位每日交替一组，15日为一疗程。

【方5】 体针 取穴中脘、足三里、三阴交、阳陵泉为一组；膈俞、脾俞、脊中、胃俞为一组。两组穴位交替运用，不留针，12次为一疗程，疗程间隔7天。

【方6】 耳针 取穴皮质下、肾上腺、肝、肾、脾、膈、内分泌、脊柱。每次取3~4穴，毫针浅刺激，每日1次，10次为一疗程。

【方7】 耳针 取穴肝、脾、膈、心为一组；内分泌、肾上腺、肾等为一组。用揿针埋针3天，两组交替轮用。

【方8】 耳针 取穴肝、脾、膈、心、内分泌、肾，用王不留行籽贴压，两耳交替，每日按压2~3次。

【方9】 梅花针 轻敲夹脊穴（1椎~17椎两旁），每日1次。

【方10】 灸法 灸大椎、足三里、膏肓。

【方11】 灸法 取穴大椎、脾俞、肝俞、关元、曲池、足三里、地机、血海。每次5~6穴，每穴灸20分钟，每日1次，15次为1个疗程。

6. 注射疗法

【方1】 取穴心俞、膈俞、脾俞、肾俞、足三里、悬钟等穴。每次选取2穴，每穴注入维生素B12注射液50微克，或用当归注射液，每穴注入0.5毫升，隔日1次。

【方2】 取脾俞、膈俞、心俞为主穴，足三里、肝俞、肾俞、悬钟为配穴。每次取主穴、配穴各1个，两侧交替使用，每穴注入维生素B12或5%当归注射液0.5毫升，每日1次，10次为一疗程。

7. 埋线疗法

【方1】 选脾俞、肾俞、肝俞、血海等穴。每次2穴，按埋线操作常规，用凌羊肠线埋藏，15~20天埋线1次。

【方2】 取4~6个月经水囊引产的胎儿胸腺，埋于患儿的肾俞穴（男左女右），一般埋藏1~2次即可。手术过程中注意严格无菌操作。

8. 推拿疗法

推补脾经，推三关，运内八卦，揉足三里，揉外劳宫，揉涌泉，分手阴阳，摩腹，捏脊。每日1次，10次为一疗程，间隔3天后继续上法治疗。

九、怎样对再障患儿进行饮食药膳调理

对再障患儿进行饮食调理的总的原则：进食营养丰富、容易消化的食物。

再障患儿饮食的宜忌是：应选用高蛋白、高维生素的食物，多进食优质蛋白，如鸡、鸭、牛羊肉、鱼类、蛋、动物肝脏以及各种水果、蔬菜；平时应忌的饮食是辛辣、油腻食物，如葱、椒、姜、虾、蟹等。

适于用作再障患儿药膳的药物：主要是益气补血的药物，如人参、黄芪、大枣、山药、枸杞子、南北沙参、石斛、百合等。

1. 适于对再障患儿进行调理的汤饮菜肴

【方1】 红枣黑木耳汤：红枣30枚，黑木耳30克，泡涨后一起炖熟，加入红糖少许，每日分次作点心服食。

【方2】 骨髓红枣汤：动物胫骨250克（猪、牛、羊骨均可），洗净先煮1小时，去骨后加红枣30枚，小火煨熟，每日1

剂，分2次服用。有健脾养血生髓的作用。

【方3】 绿豆红枣汤：绿豆红枣各适量，煮汤，加红糖可久服。适用于再障伴有低热患儿。

【方4】 牛角茅根汤：水牛角10克，白茅根30克，水煎，加白糖适量，代茶饮服。适用于邪毒炽盛患儿。

【方5】 骨髓肉枣膏：牛骨髓、精猪肉、红枣各60克，熬膏，每次1汤匙，每日2次。适用于心脾两虚再障患儿。

【方6】 动物胫骨菠菜汤：动物胫骨（猪、牛、羊均可）若干根，菠菜250克，红枣、粳米适量。胫骨砸开，放锅内水煮1小时，临出锅时放菠菜，吃髓、喝菠菜汤。适用于再障脾肾两虚患儿。

【方7】 猪蹄红枣汤：猪蹄2只，大红枣250克。加水共煮熟，食肉吃枣喝汤。适用于脾肾两虚型再障患儿。

【方8】 红枣炖兔肉：兔子1只，红枣50枚，菜油50克。将兔子去皮毛、爪及内脏，洗净，切块。锅中放菜油烧熟，将兔肉块反复翻转，放入适量酱油、黄酒、味精、食盐等调味品。另把红枣煎煮成汤，将汤和兔肉放入砂锅内，用文火煨热，当菜肴吃。适用于气血两虚兼有血热症之再障患儿。

【方9】 海参炒麻酱：水发海参500克，麻酱100克，酱油、料酒、盐、味精、猪油各适量，葱段、姜片少许。海参切一字条，开水烧过。炒勺内放猪油，上火烧五、六志熟下入葱姜，炸出香味，添汤，随后放酱油、料酒、味精、盐及海参，见烧开，挑出葱姜，移放文火上煨，汤汁耗去一半时下入麻酱炒片刻，见麻酱裹在海参上，淋上明油，出勺盛于盏内即成。适用于再障肝肾两亏型患儿食用。

【方10】 斛苓参骨汤：石斛12克，茯苓12克，南沙参12克，猪脊骨500克，百合30克，菠菜100克，生姜5克，葱5克，盐和味精少许。将猪脊骨加水4大碗，放入姜片，烧开后撇去泡沫，再煮半小时至3大碗，将石斛等3味中药用纱布扎好放入骨汤中煮20分钟捞出药渣，将洗净的百合、菠菜放入汤中煮沸加盐与味精，倒入葱节，即成。适用于肾阴虚衰型再障患儿。

【方11】　鳖鱼滋肾汤：鳖鱼1只（300克左右），枸杞子30克。将鳖鱼放沸水中烫死，剁去头爪，揭去鳖甲，掏去内脏，洗净，切成小块，放入砂锅内，再放入洗净的枸杞子、熟地黄，加水适量，武火烧开，改用文火炖至鳖肉熟透食用。适用于肝肾阴虚型再障患儿。

【方12】　羊肝1具，微蒸切开晒干，研末。羊肝末5克，加黑芝麻末5克，红糖10克，开水冲服，每日3次。

【方13】　海参（干品）50克，大枣10枚，猪骨200克，加水炖服。每日1剂，10天为一疗程，每个疗程间隔2~4天。能补肾益精生血。

【方14】　乌龟粉：取乌龟1只，洗净，在低温的铁板上烘烤，待壳、肉呈现焦黄时研粉备用。每日3次，每次2~3克。有益肾健骨的作用，能刺激骨髓造血。

【方15】　牛肉丸炒杞子：牛肉馅250克，枸杞子250克，胡萝卜1个，鸡蛋1只，酱油、料酒、味精、豆油、葱姜适量，淀粉少许。将牛肉馅放碗内，加酱油、淀粉，少量水、鸡蛋、盐、葱姜搅匀，挤成丸子，放油盘内。葱切段，姜切丝，胡萝卜切片，勺内放油烧至6成熟，将丸子逐一下入，用手勺致扁两面煎成金黄色，油滗出，葱姜放入锅，加入酱油、料酒、味精，火旺汤烧开，下胡萝卜片、枸杞子，再用小火煨10分钟左右，挑出葱、姜，用淀粉勾芡，下入明油，大翻勺，即可上勺装盘食用。适用于气血、肝肾虚之再障患儿。

【方16】　狗肝2只，洗净煮汤，吃肝喝汤。每日服用1次。

【方17】　黄芪100克，鸡1000克，蒸熟，加调料，作菜肴用。

【方18】　人参炖母鸡：人参10克，母鸡1只，调料若干。炖食，吃肉喝汤。适用于气血两虚型再障患儿。

【方19】　鲜胎盘炖瘦肉：鲜胎盘1只，瘦猪肉250克，生姜20克。将鲜胎盘洗净与瘦猪肉一起炖烂熟吃，每月1剂。适用于气血两虚型再障患儿。

【方20】　山药、人参、大枣烧猪肉：山药50克，人参10克，大枣10枚，猪肉250克。洗净，共煮熟，1日1次顿服。适用于气血两虚型再障患儿。

【方21】　野菊根茎煎煮鲜猪肉：野菊根茎30克，鲜精猪肉60克。将野菊根茎洗净，同鲜精猪肉一起煎煮，去渣，食肉喝汤。适用于温毒髓枯型再障患儿。

【方22】　参桂乌骨鸡：乌骨鸡1只，人参10克，红枣、桂圆各10克，冰糖30克。将鸡除去毛及内脏，在腹中放入浸湿之人参，另将红枣、桂圆、冰糖用纱布包好，放入鸡腹中，再加水半碗，将鸡腹合拢装入盆内，蒸2小时，取出药物布包，即可食用。7天服食1次。适用于再障所致的气短、乏力、面色苍白、形寒怕冷等症。

2. 适于给再障患儿进行调理的药膳

【方1】　红枣粥：以红枣若干，与粳米一起加水适量，共煮稀粥，经常服食。适用于各种类型的再障的各个时期。

【方2】　何首乌粥：以何首乌、红枣、粳米、糖同煮成粥，经常食用。有补肝肾、益精血之功效。

【方3】　羊骨粥：羊骨100克，粳米或糯米50克，细盐少许，葱白2茎，生姜3片，煮粥食用。用于脾肾阳虚再障患儿。

【方4】　紫河车大枣粥：紫河车50克，生姜10克，大枣7枚，粳米100克。将紫河车的筋膜血管挑开，去瘀血，洗净后切小块，生姜切丝，三味与粳米同煮为粥，加盐少许调味。适用于阴虚型再生障碍性贫血。

【方5】　鱼胶糯米粥：鱼胶30克，糯米50克。将鱼胶、糯米加水武火煮沸，改用文火煮成粥，加油、盐、味精调味服食。适用于血亏过重、元气大虚等再障症候。

【方6】　参枣米饭：党参10克，大枣20个，粳米100克，白糖30克。将党参、大枣放在瓷锅或铁锅内，加水泡发，然后煎煮30分钟左右，捞出党参、大枣，其汤备用。将糯米淘净，加水适量放在大瓷碗中，蒸熟后扣在盘中，把党参、大枣摆在上面。把药汤加白糖煎成浓汁，倒在枣饭上即成。可供正餐食用。适用于体虚气弱、乏力倦怠、心悸失眠、食欲不振等再障之症。

【方7】　海参猪肉饼：干海参100克，冬菇100克，猪瘦肉200克，豆粉、白糖、食盐、芝麻油和菜油各适量。将干海参、冬菇用湿水泡发，洗净，瘦猪肉剁烂，放在碗内，加入适量的豆粉、白糖、食盐、油、打散的鸡蛋，共拌匀分成两份，蘸上干团粉，入油锅炸至金黄色。在锅内加油少许，将海参、冬菇略焖一下，放入炸过的肉饼同焖，当水干时，加入一匙芝麻油、少许酱油和团粉汁翻匀即成。可佐正餐食用。适用肾虚、面黄乏力、体弱等再障之症。

【方8】　炖羊肉：精羊肉250克，萝卜100克，巴戟天10克，陈皮15克，生姜10克，当归10克，胡椒粉3克，葱白15克。将羊肉洗净，切成肉丁，萝卜切成薄片，巴戟天、陈皮、生姜、当归、葱白用缝好的纱布袋装好，扎紧袋口。将羊肉丁、萝卜片、胡椒粉与纱布药袋一同放入砂锅内，加适量水，用武火煮沸后，撇去浮沫，再用文火将羊肉丁煮烂，去药袋，放少许盐、味精、香油调味。分数次空腹服食。适用于阳虚型再生障碍性贫血。

【方9】　枸杞羊骨黑豆汤：枸杞15克，羊骨250克，黑豆30克，大枣50克，当归10克，生姜10克。将羊骨打碎，与当归同用布包，与枸杞、黑豆、大枣、生姜同放砂锅内，加水炖熟，放少许盐、味精、麻油调味。隔日1剂，连用15剂。适用于既有阴虚、又有阳虚的再生障碍性贫血患儿。

【方10】　十全滋补汤：党参、炙黄芪、肉桂、熟地黄、炒白术、炒川芎、当归、酒白芍、茯苓、炙甘草各15克，猪肉、猪肚各500克，墨鱼80克，生姜500克，杂骨、鸡鸭爪翅、猪皮各适量。将党参、黄芪等十味药物，用纱布袋装好扎口，待用。将墨鱼用水发透，剔净骨膜；猪肉、猪肚、杂骨、鸡鸭爪翅、猪皮分别洗净，其中棒子骨打碎；生姜洗净拍松待用。诸物同时放入锅中，加清水适量，用武火煮沸，打净浮沫，移文火上炖2小时，将猪肉、墨鱼、鸡鸭爪翅捞起，晾凉，切成片、丝、块，分别取各种食物混合分装10碗，放入药汤即成。空腹服用。适用于肾阳虚衰、精血亏损、久病体虚、面色萎黄之再生障碍性贫血患儿。

十、怎样对再障患儿进行家庭护理

要安排好患儿的休息和日常生活。严重贫血及出血明显者，应让其卧床休息，尽量减少其活动，以免出血和其他症状加重。症状好转时，可安排适当活动。

患儿居住环境要安静，要经常通风，保持室内空气新鲜。病重患儿要住消毒隔离房，轻症患儿要注意避免接触呼吸道病人，并注意保暖，防止受凉，避免感冒、肺炎等疾病的发生，以免加重病情，造成治疗上的困难。

合理的饮食对再生障碍性贫血的康复有重要意义。因此，要安排好再障患儿的饮食。要注意多给患儿含有丰富蛋白质的食品和含有维生素丰富的食物。少量多餐进食利于消化吸收，再障患儿应坚持这一进食原则。当患儿有消化道出血时，应暂时禁食，以后改为流质和冷流质、半流质饮食。

注意患儿口腔清洁及护理，口腔粘膜出血时，可用生理盐水漱口或用经常消毒的棉球轻轻擦拭，但有血块时不宜擦拭，以防出血不止。

十一、怎样预防小儿患再生障碍性贫血

审慎用药。防止滥用对造血系统抑制作用较强的药物，常见的具有抑制造血系统的药物有保泰松、萘、苯胺、奎尼丁、丙磺舒、非那西汀、呋喃唑酮等。若必须使用时，应密切观察血象。

对于大辛大热，过于苦寒、峻猛有毒的中药，也应特别注意，防止损伤脾肾、劫耗阴津，造成体质虚弱而致再障。

尽量避免接触放射线。

教育小儿，不要到制作、存放农药、化肥和有喷雾农药的地方去，防止有害物质损害造成再生障碍性贫血的发生。

急性白血病

一、什么是急性白血病

急性白血病是血液系统的原发性恶性疾病，具有恶性肿瘤特征，故俗称“血癌”。其发病率占小儿时期恶性肿瘤的第一位，统计资料表明，本病一般占小儿恶性肿瘤的半数左右，是严重威胁小儿生命和健康的疾病之一。本病可发生于任何年龄，但以2~5岁为多见，男孩多于女孩。

急性白血病大多数患儿起病急，早期症状为面色苍白，精神不振，疲乏，食欲不佳，鼻或齿龈出血等。病程中可有不规则发热，随着病情发展，贫血逐渐加重，并发生多部分出血，如皮肤紫癜、呕血、尿血、便血、颅内出血，部分患儿胸骨压痛，四肢长骨、肩、膝踝关节明显疼痛。如白血细胞侵犯到脑组织时，可出现头痛、呕吐、嗜睡等症状。概括地说，白血病的主要表现为贫血、出血、不规则发热及骨关节疼痛、肝脾和淋巴不同程度肿大。确诊本病，需作骨髓检查。

白血病按细胞分化程度及自然病程，分为急性和慢性两大类，小儿时期以急性白血病为主，约占95%以上，慢性白血病只占1~5%。在小儿急性白血病中，又以急性淋巴细胞性白血病居多，约占70%左右。

小儿急性白血病，原来被视为“不治之症”，近年来随着医学研究及临床实践工作进展以及在诊疗、护理和社会支持等各方面总体水平的提高，儿童白血病的治愈率和无病生存率已有明显提高，特别是急性淋巴细胞性白血病五年无病生存率已达90%以上，五年完全缓解率达到50%以上，约有30%可以治愈。“不治之症”的状况已有所改变。

急性白血病治疗的关键是早期诊断，正确分型，按型用药，坚持长期正规治疗。

二、急性白血病有哪些临床表现

急性白血病的临床表现主要是：起病较急，进展较快。早期可见面色苍白，精神不振，乏力，食欲低下，鼻衄或齿龈出血等。极少数患儿早期可出现发热，骨、关节痛。

发热：发热是小儿急性白血病最常见的首发症状，也是后期死亡的主要原因。在整个病程中有80%~100%的患儿出现一次或多次发热，热型不定，多为不规则热，晚期则多为高热，一般不伴有寒战。发热绝大多数由于感染，少数因白血病细胞转换率增加、核蛋白代谢亢进造成。

贫血：贫血为急性白血病最常见的症状，约有70%~100%的病例出现，在早期即可发生，并呈进行性加重。初诊时贫血程度多数已在中度与重度之间。表现为面色苍白、精神不振、虚弱无力、呼吸困难等。

出血：小儿急性白血病有出血症状者约在半数以上，出血程度及发生率高低与白血病类型有关，例如急性早幼粒细胞白血病几乎百分之百都有出血表现，而急性淋巴细胞白血病则相对较少。出血程度轻重不等，严重时鼻腔或消化道可出血不止。出血部位以皮肤、粘膜、鼻腔最多见。其他脏器的出血，如眼底、呼吸道、消化道、泌尿生殖道、颅内等造成危害较大。特别是颅内出血，这是引起患儿死亡的重要原因之一。据报道，有27%~44%的急性白血病患儿死于颅内出血。

浸润：肝、脾、淋巴结肿大。骨痛、关节痛、胸骨压痛等。皮肤丘疹、斑疹、结节或肿块，齿龈肿胀，口腔溃疡。浸润到脑部，可出现头痛、呕吐、视乳头水肿等。

值得注意的是，不少病儿以单一症状为主要表现，起病初还没有出现血液学改变，易被误诊为一般贫血、风湿热、关节炎、生长痛、败血症等，常常容易漏诊。因此，不明原因的贫血、发热、疼痛、出血，一定要到医院仔细检查，切忌自作主张服药，以免掩盖病情，贻误治疗。

三、急性白血病的病因病理是什么

关于急性白血病的病因，目前尚不完全明了。但是，一般认为，与下列三种因素有关：

一是遗传因素：染色体是遗传的基础物质，在急性白血病中约有50%有染色体异常。患染色体疾病，如ZL–三体综合征，先天性睾丸发育不全症，先天性再生障碍性贫血，伴有多发性畸形的小儿白血病发病率明显高于一般小儿。

二是病毒因素：用电子显微镜检查白血病患者的淋巴结和白细胞，发现有病毒样颗粒，特别是发现非洲儿童淋巴瘤是由EB病毒引起，这种淋巴瘤晚期常可发展为白血病。

三是物理和化学因素：小儿接受电离子辐射，对白血病的发生具有明显的作用，在妊娠期对胎儿做诊断性放射性照射，胎儿出生后白血病发病率较高。其他如苯及其衍生物、氯霉素、保泰松和细胞毒药物等，也对白血病的发生有一定影响。

中医则认为，小儿急性白血病的发生，与人体元气之盈亏盛衰有关。比如，同样的病毒或同服一种化学药物，或接受同剂量的放射线，只有少数小儿发生白血病。专家们经过研究认为，这少数患本病的小儿都系先天禀赋不足，肾精虚亏。精化为气，元气是由先天肾精化生而来的。因肾精虚亏，所以元气不足，元气不足则温养全身脏腑无力，故化生新的气血津液不足，致使正气虚弱，防御功能下降，抵抗邪毒无力，邪毒容易深入而直达骨髓，耗血伤髓，从而导致生血紊乱，白细胞成熟障碍，因而停留于幼稚细胞阶段，或骨髓中的白细胞恶性增生，由于增生的白细胞量和质异常，便形成白血病。

急性白血病的发病机理则主要是：

（1）人类T细胞白血病病毒感染机体后，激活正常存在机体内的癌基因（正常情况时控制细胞的生长和分化），使其癌变，导致某一系统的血细胞过度增生，从而产生白血病。

（2）电离辐射激活隐藏体内的白血病病毒，使癌基因畸变，或因抑制机体免疫功能而发病。

（3）化学物质破坏机体免疫功能，使免疫监视功能降低，因而导致血细胞发生癌变。

四、急性白血病的诊断标准是什么

急性白血病的基本诊断根据是：

（1）临床表现：进行性苍白，虚弱；出血症状：以鼻衄、牙龈出血及皮肤紫癜最常见；不规则发热；脏器浸润表现：骨痛、关节痛，肝、脾、淋巴结肿大，腮腺、皮肤粘膜浸润，神经系统浸润、睾丸浸润及其他系统、器官浸润等。

(2) 血象：贫血一般为正细胞正色素性。白细胞总数高低不一，分类可见数量不等的幼稚细胞，但总数正常或减少（约占1/3）者可找不到幼稚细胞，血小板减少，少数可见幼稚红细胞。

(3) 骨髓象：为诊断本病的主要依据。骨髓大多增生活跃，少数可增生低下，分类示某系细胞原始及早幼阶段过度增生，占白细胞系30%以上，可见白血病“裂孔”现象，恶性增殖的白细胞系可有质的改变，表现为核浆发育不平衡、退行性变、核畸形等，粒细胞白血病可见Auer小体。红细胞系及巨核细胞系明显减少（红白血病及巨核细胞白血病除外）。

急性白血病的基本分类、分型：

(1) 急性淋巴细胞白血病；

(2) 急性非淋巴细胞白血病。

(3) 特殊类型白血病：包括淋巴瘤白血病、多毛细胞白血病、浆细胞白血病、嗜酸粒细胞白血病、嗜碱粒细胞白血病，以及混合型白血病、未分化型白血病等。

五、急性白血病理化检查有哪些异常

(1) 血常规检查

红细胞及血红蛋白均减低，网织红细胞数大多较低，少数正常，偶在外周血中见到有核细胞。

白细胞数增高者约占50%以上，其余正常或减少。

白细胞分类示原始细胞和幼稚细胞占多数。

血小板减少。

(2) 骨髓象

典型者为该类型白血病的原始及幼稚细胞极度增生，幼红细胞减少，巨核细胞减少。

但极少数患者的骨髓表现为增生低下。

(3) 其他如组织化学染色、溶菌酶测定等检查，对急性白血病的诊断及分型都有一定意义。

六、急性白血病的诊断提示有哪些

(1) 急性白血病的诊断除根据临床表现及血象外，最重要的诊断依据是骨髓检查。

(2) 发病早期，特别是白细胞数正常或减少的病例，血象中常不易见到幼稚细胞，因此对可疑者应及早进行骨髓穿刺检查。白血病在儿科并非罕见，应予以高度警惕。凡有原因不明的发热、贫血、出血及肝、脾、淋巴结肿大者，特别是血小板降低，白细胞计数过低或过高，都应考虑急性白血病的可能。

(3) 研究表明，不同类型的白血病，在临床、病理、对治疗的反应、预后等方面，都有显著差别。因此，应采取形态学、免疫学、细胞遗传学三者结合起来进行综合分析的诊断方法，才能使诊断、分型更精确，才能更有效地指导治疗。

(4) 免疫学分型是应用多种对淋巴细胞表面抗原特异的单克隆抗体测定细胞表面标志，确定其细胞来源及所处的分化阶段的诊断方法，对白血病不但能做出精确诊断，并能进一步分出不同的亚型。因此，是不可忽视的方法。

(5) 细胞遗传学分析可以根据染色体的变化来判断预后。一般认为，染色体结构异常可视为预后不佳的标志。染色体数目在50个以上的，预后较好；而亚二倍体、假二倍体及超二倍体中有47~49条染色体的，预后较差。这在对急性白血病患儿的诊断和治疗中也有着重要意义，是不容忽视的。

七、急性白血病需与哪些疾病相鉴别

1. 需与再生障碍性贫血相鉴别

再生障碍性贫血以发热、贫血、出血和全血细胞减少为特点，但肝、脾、淋巴结一般不肿大，骨髓有核细胞增生低下，无幼稚白细胞增生。

2. 需与传染性单核细胞增多症相鉴别

传染性单核细胞增多症常有发热，肝、脾、淋巴结肿大，白细胞数增高，可见异形淋巴细胞，易与急性淋巴细胞性白血病混淆。但本病血清嗜异凝集反应阳性，骨髓检查无白血病改变，病程经过一般良好，血象多于1个月左右恢复正常。

3. 需与类白血病反应相鉴别

类白血病反应为机体受某种刺激引起的造血组织异常反应，表现为周围血出现幼稚白细胞或白细胞数显著增多，酷似白血病血象。但一般骨髓改变不明显，且有原发病存在，白细胞碱性磷酸酶增高。

4. 需与恶性组织细胞病相鉴别

恶性组织细胞病临床多表现为急性发热，贫血，出血，肝、脾、淋巴结肿大及进行性衰竭。血象示全血细胞减少，可见幼稚细胞及有核红细胞。骨髓可见异常组织细胞为本病主要特点。

八、急性白血病的西医疗法有哪些

急性淋巴细胞白血病主要采取加强化学药物治疗为主的综合治疗措施。化疗总的原则是：早期、足量、按型、联合用药，注意髓外白血病的预防和化疗的个体化。具体应做好以下几点：

1. 注意事项和准备工作

治疗前应详细了解以往曾经经过哪些治疗，特别是曾否输过血，是否用过肾上腺皮质激素或其他抗癌药，效果如何，治疗前白细胞最高是多少。这些对确定治疗方案非常重要。因此，家长应注意保存所有的病历、化验单和一切与疾病有关的资料。

2. 预防和治疗感染

在白血病早期，感染是第一位的死亡原因，因此，应给予保护性隔离，防止交叉感染。有条件者可使用空气层流净化装置，消毒隔离病房。当粒细胞下降，发生感染时，先做细菌培养，再根据培养结果选用合适的抗生素，当粒细胞低于0.5×10^9/升时，极易发生败血症，应该给予强力、广谱的抗生素。根据病情可选用半合成霉青霉素、头孢二、三代抗生素等。

3. 支持治疗

目的是帮助身体增强抗病能力，促进康复，并为化疗做准备。因为化疗药物在大量杀伤白血病细胞的同时，也杀伤许多好的细胞，并造成严重的骨髓再生低下，可引起贫血、出血、感染，甚至危及生命。支持治疗的措施有：

（1）对贫血重、白细胞低或血小板少者，可输血浆，每次每公斤体重10毫升，每周2次；或静脉注射丙种球蛋白，每次每公斤体重2~4克，每周2次；或输注新鲜全血，或输注浓缩血小板、浓缩粒细胞。

(2) 对白细胞大于50×10^9/升者，诱导化疗期要同时服用别嘌呤醇，每日每公斤体重200~300毫克，连服7天，并注意水化及碱化尿液。

(3) 积极防治感染，在强烈化疗期间可酌情用大蒜注射液静点；输注血浆，必要时输注大剂量丙种球蛋白，每次2~4克，每周2次；口服复方新诺明，每日每公斤体重25毫克，每周2~3天；有条件者，可于诱导化疗期注射细胞因子，如GB-CSF，G-CSF。

4. 化疗

化疗是治疗白血病的主要方法。不同类型的白血病，选用的化疗方案不同。总的原则是联合，足量，交替，长期治疗。整个过程包括诱导缓解、巩固，髓外白血病预防，早期强化，维持和加强治疗，依次进行。具体的化疗方案非常复杂，需在医生的严密监护下进行。若发生中枢神经系统白血病，还要进行化疗药的鞘内注射。

5. 化疗时的水化、碱化

为减轻化疗的副作用，一般都要进行水化和碱化。化疗前1日开始口服别嘌呤醇，每日每公斤体重10毫克，分3次口服，或碳酸氢钠每平方米3~4克，使尿变为碱性，化疗时输入大量5%葡萄糖溶液，每日每平方米2000~3000毫升。

6. 骨髓移植

骨髓移植是将异体或自体的骨髓植入患儿体内，使其造血和免疫功能得以恢复的一种治疗方法。此疗法不仅可提高长期生存率，而且有可能使白血病根治。骨髓移植前后要做大量的辅助处理，移植过程也较复杂。一般急性淋巴细胞性白血病因化疗效果较好，不必要做骨髓移植；急性非淋巴细胞性白血病最好在第一次化疗完全缓解后进行骨髓移植，复发“急淋”多在第二次复发缓解后进行。异基因骨髓移植是最理想的方法，但由于人类白细胞抗原（HLA）配型相合的供髓者较难寻找，故多数患者得不到此项治疗，现开展较多的是自体骨髓移植。

九、急性白血病的中医疗法有哪些

1. 分型治疗

（1）毒热炽盛

主要症状：高热，咽喉肿痛，头痛，肢痛，多部位出血(齿衄、鼻衄、皮肤瘀斑等)，尿黄，舌质红绛，苔黄，脉滑数。(本证多见于急性白血病初期)

治疗方法：清热解毒，凉血止血。

【方选1】　清瘟败毒饮合清营汤加减

药用：生石膏20克，知母、生地、丹皮、连翘、白花蛇舌草、玄参各10克，竹叶、甘草各5克。每日1剂，水煎服。出血严重加仙鹤草、白茅根；肝脾肿大明显加红花、水蛭。

【方选2】　犀角地黄汤加减

药用：水牛角30克，赤芍、生地、半枝莲各7.5克，玄参、紫草各5克，大青叶、板蓝根各10克。每日1剂，水煎，早晚分服。

（2）痰热蕴结

主要症状：发热不退，腹部胀满，倦怠乏力，不思饮食，

口苦咽干，肝脾及淋巴结肿大，舌质红，苔黄腻，脉滑数。(本证多见于白血病初期)

治疗方法：清热解毒，化痰散结。

【方选】 当归芦荟丸加减

药用：当归、炒山栀各12克，黄芩、夏枯草、白花蛇舌草、青黛各10克，龙胆草6克。水煎服，每日1剂。热甚加生石膏、知母；肝脾肿大加莪术、水蛭；腹胀加炒枳壳、厚朴。

(3) 毒热伤阴

主要症状：低热持续，心烦盗汗，口渴咽干，关节酸痛，全身乏力，食少纳呆，大便干结，时有衄血，皮肤紫斑，舌红少苔，脉细数。(本证多见于白血病化疗过程中)

治疗方法：解毒凉血，清热养阴。

【方选】 青蒿鳖甲汤加减

药用：青蒿、鳖甲、知母、丹皮各12克，生地、银柴胡、白花蛇舌草各10克，甘草5克。每日1剂，水煎服。反复衄血加白茅根、仙鹤草；大便干加玄参、花粉；纳呆加砂仁、石斛。

(4) 气血两虚

主要症状：面色苍白，心悸气短，自汗乏力，精神萎靡，食少纳呆，大便不调，或见低热，毛发枯脆，口唇色淡，舌淡苔白，脉细数。(本证多见于急性白血病大剂量化疗后)

治疗方法：益气养血，补肾健脾。

【方选】 八珍汤加减

药用：党参、茯苓、熟地、黄芪各12克，川芎、当归、赤芍、黄精各10克，白术、阿胶（烊化）各6克。每日1剂，水煎服。心悸加五味子、珍珠母；便秘加玄参、花粉；低热加地骨皮、丹皮。

(5) 肝肾阴虚

主要症状：低热，头晕目眩，耳鸣，腰酸乏力，五心烦热，

口干，齿衄，盗汗，舌质红，苔剥，脉细数。（此证多见于伴有低热或高热渐退者）

治疗方法：补益肝肾。

【方选】大补元煎加减

药用：人参、杜仲、枸杞子、山萸肉各5克，炙鳖甲、炙龟板、地骨皮各7.5克，山药10克。每日1剂，水煎，早晚分服。

(6) 邪毒伤脑

主要症状：头痛较剧，头晕目眩，恶心呕吐，嗜睡神萎，视物不清，甚则颈项强直，抽搐昏迷，舌红苔黄，脉弦数。(此证多见于急性白血病合并脑膜白血病)

治疗方法：清热息风，平肝潜阳。

【方选】羚羊钩藤汤加减

药用：钩藤、生石决各15克，白芍、生地、川芎、地龙、僵蚕各12克，桑叶、菊花各10克。每日1剂，水煎服。抽搐神昏者，加服安宫牛黄丸。

(7) 邪毒入睾

主要症状：睾丸肿大而硬，伴有疼痛，痛引少腹，或见发热，小便黄赤。（本证见于急性白血病合并睾丸肿痛）

治疗方法：活血散瘀，解毒消肿。

【方选】龙胆泻肝汤加减

药用：黄芩、炒山栀、夏枯草、生地、荔枝核各12克，柴胡、龙胆草、王不留行、车前子各10克，木通、甘草各5克。每日1剂，水煎服。睾丸硬肿加红花、川芎。

(8) 瘀血内阻

主要症状：形体消瘦，面色无华，胸腹胀痛，肝脾及淋巴结肿大，皮肤瘀斑，体倦乏力，时有低热，食少纳呆，舌质暗红或有瘀点，苔白厚，脉沉细。（此证多见于慢性白血病）

治疗方法：活血化瘀，补益气血。

【方选】膈下逐瘀汤加减

药用：当归、赤芍、丹参、红花、夏枯草各12克，川芎、桃仁、白花蛇舌草、山慈菇各10克，三棱、莪术、水蛭各5克。每日1剂，水煎服。腹胀加炒枳壳、厚朴；便秘加大黄。

2. 专方治疗

【方1】 青黄散：青黛7份，雄黄3份。共为细粉混匀。6~9岁每日2~3克，9~14岁每日3~5克。分3次于饭后服用。适于急性淋巴细胞白血病。

【方2】 消白散：壁虎、蜈蚣各30条，汉三七30克，皂角、朱砂各15克，枯矾40克，青黛、乌蛇各50克，白僵蚕25克。共研细末。6~9岁每次0.5~1克，9~14岁每次1~2克。日服2次。适于慢性粒细胞白血病。

【方3】 杀癌七号：龙葵6克，薏苡仁10克，黄药子6克，乌梅10克，白花蛇舌草15克，甘草5克，三七3克。水煎服，每日1剂。适用于急性非淋巴细胞白血病之早期，邪气亢盛者。

【方4】 消毒化血丸：乳香60克，没药60克，黄精30克。将乳香、没药去油，三药各研细面，合以米饭适量捣和为丸，晒干收藏。每服0.5~1克，日服1~3次。适于急、慢性白血病，肝脾淋巴结肿大显著者。

【方5】 助解血癌汤：黄芪20克，党参10克，制首乌12克，青黛3克，半枝莲20克，夏枯草20克，白花蛇舌草20克，生地10克，熟地10克，补骨脂10克，甘草10克。水煎服，3~6岁每日1/3剂，6~9岁每日1/2剂，分3次服。适于小儿急性淋巴细胞性白血病。

【方6】 五虫一马散：白花蛇50克，白僵蚕50克，蜈蚣50克，水蛭30克，䗪虫30克，制马钱子10克，共研细末。1~3岁每次0.2~0.5克，3~6岁每次0.5~1克，6~9岁每次1~1.5克。日服3

次。适用于脑膜白血病。

3. 中成药治疗

【方1】 至宝丹：每次半丸（3克/丸），1日2次。以人参汤化服效果最好。具有清热解毒、化浊开窍作用，适用于痰热内闭心窍之神昏、谵语、烦躁、抽搐（即中枢神经系统白血病）。

【方2】 紫雪散：每次1.5克，1日2次。具有清热解毒、镇痉开窍作用，适用于白血病热毒炽盛型之血分热证。

【方3】 六神丸：每服：1岁1粒，2岁2粒，3岁3~4粒，4~8岁5~6粒，9~15岁8~9粒，1日3次。具有清热解毒、消肿止痛作用。

【方4】 羚羊角粉：每日2次，每次0.1~0.3克。具有平肝熄风、凉血镇惊作用，可用于白血病血热型。

【方5】 当归补血膏：每日3次，每次10毫升。具有养血补气作用。适用于气阴两虚型白血病患儿。

【方6】 人参养荣丸：每日1次，1次1丸（9克/丸）。具有补益气血作用。适用于气血双亏型白血病。

【方7】 梅花点舌丹：每日1~2次，1次1~2粒（1克/粒）。具有清热解毒、消肿止痛作用。适用于白血病之热毒炽盛、咽喉肿痛、口舌生疮或肝脾肿大患儿。

【方8】 双黄连清热解毒口服液：每次1~2支，1日3次。具有清热解毒作用，适用于白血病实热证型属卫分热。

【方9】 当归芦荟丸：3~6岁每次1~2克，6~9岁每次2~3克，9岁以上每次3~6克。具有清热解毒、清利肝胆作用。适用于慢性粒细胞白血病属肝胆实火者。

【方10】 大黄䗪虫丸：6~9岁每次1/2丸，9岁以上每次1丸。具有活血化瘀之功效。适用于白血病瘀血久蕴患儿。

【方11】 百宝丹：3~6岁每次0.1~0.2克，6~9岁每次0.2~

0.3克，9岁以上每次0.3~0.4克。具有解毒消肿、散瘀止血之功效。适用于白血病之出血及瘀血患儿。

【方12】 犀牛地黄丸：3~6岁每服1/2丸，6~9岁每服1丸，9岁以上每次2丸。具有清热解毒、凉血止血之功效。适用于白血病邪毒炽盛、出血症状重的患儿。

【方13】 蟾酥制剂：每次0.2克，1日3次，口服。

【方14】 复方川芎片：每次1片，1日2次，口服。

【方15】 当归芦荟丸：每次1丸，1日2次，口服。

【方16】 人参鳖甲煎丸：每次1丸，1日2次，口服。

【方17】 夏枯草膏：每次一匙，1日3次，开水冲服。

【方18】 肿节风注射液：每次2毫升~4毫升，每日2次，肌注或静脉注射，30天为一疗程。

【方19】 苦参注射液：500毫克加5%葡萄糖500毫升，静滴，1日1次，4周为一个疗程。酌予输血、止血、抗生素等，适用于治疗非淋白血病。

4. 单方验方治疗

【方1】 土大黄10克，1日1剂，水煎服。

【方2】 白花蛇舌草5克，半枝莲5克，七叶一枝花5克，1日1剂，水煎服。

【方3】 花粉5克，鳖甲10克，蚤休10克，石斛5克，忍冬藤10克，生地12克，天门冬12克，半枝莲12克，猪殃殃5克，山豆根10克。每日1剂，水煎服。

【方4】 板蓝根15克，麦冬12克，半枝莲12克，首乌10克，白术10克，天花粉5克，生熟地5克，太子参10克，石斛5克，黄精5克。每日1剂，水煎服。

【方5】 仙茅15克，胡芦巴12克，茯苓15克，白术10克，巴戟天10克，党参5克。每日1剂，水煎服。

【方6】　蟾蜍酒：取125克左右的蟾蜍15只，剖腹去内脏，洗净，加黄酒1500毫升，放入瓷罐中封闭，然后置入锅内加水，煮沸2小时，将药液过滤。每服用10~15毫升，1日3次，饭后服。连续用药至完全缓解后改为服半月、停半月维持缓解。适用于实热证型白血病。

【方7】　抗白丹：雄黄、巴豆、生川乌、乳香、郁金、槟榔、朱砂各3克，大枣10枚。将雄黄、生川乌、乳香、郁金、槟榔共研细末，巴豆去外皮置砂锅中文火炒至微黄色，再去皮。用双层纸包裹压碎微热半小时达到稍去油的目的（不换纸，便去1次油）。将煮熟的大枣去皮、核与上述药物混合，并充分捣碎研均匀，制丸如黄豆大小，朱砂为衣，风干贮瓶。成人每日4~8丸，小儿每日1~4丸，于上午10时开水1次送服，连服3~5天，休息1天。一般从小剂量开始，逐步加量，以保持大便日解4~5次为度。适用于气虚、阴虚型白血病。

【方8】　四鲜汤：鲜生地、鲜白茅根各250克，鲜小蓟、鲜蒲公英各500克，为成人1日量。鲜小蓟、鲜蒲公英洗净切碎，捣烂，挤汁约200毫升；鲜生地、鲜白茅根洗净，煎水约200毫升，混在一起，分4次温服，4小时1次，每次100毫升，每日1剂。小儿按年龄酌减。适用于阴虚内热证白血病。

【方9】　烧鸡丹：老母鸡1只，去内脏存毛，取阿胶、鳖甲、蜂蜜各60克，血竭、孩儿茶、三七、火硝、穿山甲、蜈蚣、水蛭、鹿茸各9克，各药装入鸡腹缝合，外糊黄泥厚2厘米，用柴火烧约3~4小时，去泥拔毛，撕碎晾干，肉、骨、药共研为末。每次3~10克，1日3次口服。配合辨证治疗各型白血病。

【方10】　蟾蜍制剂：应用蟾蜍煮鸡蛋治疗急性粒细胞白血病、采用蟾蜍浸酒蒸煮治疗各型白血病，成人服药液15~30毫升，1日3次，儿童酌减。连续用药到症状完全缓解，然后维持治疗。服药半月，间歇半月。急性淋巴细胞白血病疗效最好，各类白血病中骨髓增生低下型疗效较显著，增生活跃型次之。药物副作用仅见心悸及胃肠道反应。

5. 埋耳穴疗法

取与血液生成、调节有关的心、肝、脾、肾、胃、小肠穴等，配用三焦、交感、肾上腺、皮质下等耳穴。用王不留行籽，以胶布固定埋压在耳穴上。两耳交替，隔日1换，可辅助治疗白血病。

十、怎样对急性白血病患儿进行中西医结合治疗

目前，对白血病的治疗仍以化疗为主。化疗药物能够杀灭白血病细胞，但对人体的正常细胞也有一定的杀伤和抑制作用，从而可产生一系列毒副作用。因此，在化疗过程中，正确配合中医中药治疗，不仅可以减轻其毒副作用，而且可以增强治疗效果，提高机体的免疫能力，从而保证化疗的顺利进行，提高白血病的缓解率和生存率。

化疗与中药相结合治疗白血病，要注意辨证与辨病相结合，扶正与祛邪相结合。既要从整体观念出发，针对不同的证候特点辨证论治，又要根据白血病的不同类型，临床血象和骨髓象的不同情况，化疗的不同时期，患儿的年龄和体质状态等方面，综合起来进行分析。例如，在白细胞明显下降时，选用中药应在辨证的基础上，加用现代药理研究有升高白细胞作用的中药，如黄芪、鸡血藤、西洋参等。对肝、脾肿大的患儿，应加用活血化瘀之品。同时，在化疗的不同时期，选用中药也应有所考虑。

在白血病化疗过程中，临床常用中药主要有清热解毒、扶

正补虚、活血化瘀三大类。目前普遍认为，清热解毒药对白血病细胞有杀伤作用，并能防治化疗的感染倾向。扶正补虚药能够提高机体的免疫能力，增强体质，减轻化疗所引起的各种毒副反应，并且在缓解后长期服用，可降低复发率，提高存活率。活血化瘀药能改善骨髓造血功能，减轻化疗中的骨髓抑制，提高化疗药的治疗效应。临床可根据化疗的不同时期，选择不同作用的中药，以协同发挥治疗作用。

十一、怎样对急性白血病患儿进行饮食药膳调理

白血病患儿在接受化学药物或放射治疗过程中，除了杀灭癌细胞外，也不可避免地损伤正常组织，特别是大剂量化疗和较大面积照射可使机体的免疫能力和白细胞明显下降，从而影响治疗的继续进行。所以，增加患儿的营养，搞好对患儿的饮食调理，对能否坚持治疗起着至关重要的作用。在治疗过程中，要使患儿多进食蛋白质食品食物，以帮助增高白细胞，提高自身的免疫力，使治疗顺利地进行。同时，还要补充其他必须的营养，如脂肪、糖类、维生素、矿物质、微量元素和抗癌食物等。

1. 适于让患儿食用的抗癌食物

(1) 香菇：含抗癌物质1，3-葡萄糖苷酶和诱发体内产生干扰素，提高机体免疫能力抑制癌细胞内DNA的合成。

(2) 猴头菇、银耳：对肉瘤、胃癌、食道癌均有抑制作用。

(3) 猕猴桃、柑桔、大枣：富含维生素C等，可阻断人体内致癌物质亚硝胺的合成。

(4) 蚕蛹：含广谱免疫物质，对癌症有特殊疗效，它还产

生一种α-干扰素，可抑制癌细胞的繁殖。

(5) 海带、青鱼、带鱼：富含碘、钙、硒等抗癌物质。

(6) 鲜玉米：含有大量的豆油酸、维生素A、维生素E和酶，还有重要的抗癌物质赖氨酸和硒等。

(7) 牛奶：含有8种氨基酸，特别是植物蛋白质所缺乏的蛋氨酸和赖氨酸更为丰富。100克牛奶中含有120毫克钙，也可以抗癌。

(8) 海参、甲鱼类：中国古代和现代很多研究都证实它们有抗癌和治癌的作用。

(9) 茶叶和炮制后的苦杏仁：具有抗癌和治癌作用，但苦杏仁有毒，需经医生指导才可食用。

2. 适于对急性白血病患儿进行调理的菜肴

总的说，以菜肴对白血病患儿进行调理，应根据病情，对证选择：对发热、口腔炎等热毒证的患儿，应选择具有清热作用的食物，如苦瓜、丝瓜等；对化疗期间出现恶心、呕吐、食欲减退的患儿，应选择有辛开温补作用的食物，如牛、羊肉，生姜等；对体质虚弱的患儿，则宜选择甲鱼、黄鱼、鸭、猪腰、木耳、香菇等食物。

急性白血病患儿具体可参考的菜肴有：

【方1】　红杞苦瓜：苦瓜40克，枸杞子10克，油、盐、味精、鲜汤、湿生粉、糖各适量。苦瓜洗净后，用刀一剖二去瓤，切成条；枸杞子用温开水浸泡后洗净待用。烧热油锅，投入苦瓜煸炒，然后注入鲜汤和枸杞，煮2分钟后加盐、味精、糖调妥味。再用湿生粉勾芡即成。

【方2】　扒三菇：香菇、草菇、白蘑菇各150克，生油、鲜汤、盐、味精、麻油、湿生粉各适量。将香菇去蒂洗净后，与草菇同放在一锅中，加鲜汤等调味品烧至入味，随后用湿生粉勾芡，起锅，整齐排放在盘的两边。再将白蘑菇放入锅中，加鲜汤、盐、味精烧至入味，勾芡，盛放在盘中央。

【方3】　蛋白猴头菇片：水发猴头菇200克，鸡蛋清4只，小菜心6棵，油、鲜汤、味精、盐、白糖、湿生粉各适量。猴头菇切片，拌生粉，倒入鸡蛋清拌和，锅内放油，放入猴头及鸡蛋清，滑油，待鸡蛋清发白时取出，锅内放鲜汤，加盐、味精、糖及猴头菇片、小菜心，烧透后再用湿生粉勾芡装盘食用。

【方4】　鳖骨髓汤：鳖1只，猪骨髓150克，葱、姜、味精各适量。将鳖切去头，去甲去内脏，将猪骨髓同鳖放入锅内，加姜葱，添加适量清水，先以明火煮沸，再用小火煮至肉烂为止，吃时下味精即成，吃肉喝汤。适用于化疗后肾阴虚。

【方5】　鸭香菇汤：鸭1只，香菇30克，盐、味精少许。将鸭开膛去肚内杂物，切成大块，放入锅内加适量水，先用大火烧开，加浸泡洗净的香菇，改用文火煨炖，待鸭熟烂可食，再下盐和味精，吃肉、香菇，喝汤。适用于化疗后虚热食少便干盗汗等症。

【方6】　豆腐羊肉汤：豆腐2块，羊肉60克，生姜15克，葱盐及味精少许。先将羊肉煮成八成熟，将豆腐切成小块，下锅内煮，后下调料，食肉饮汤。适用于化疗时胃纳不振、脾胃不和。

3. 适于对急性白血病患儿进行调理的药膳

采用药膳对白血病患儿进行调理，重要的是要根据病情，对症选用中药，并进行合理烹调，才能达到治疗及调养的目的。对症选药总的原则是：证候表现高热、烦躁、口渴、出血等实证为主，宜选用有清热作用的淡竹叶、荷叶、莲子等；表现为痰核、腹有硬积、肝脾肿大、胸骨关节疼痛、肌肤瘀斑色紫暗等，宜选用有活血化瘀作用的当归、鸡血藤、浙贝母、海藻、昆布等药物；如果在化疗后损伤气血时表现面色苍白、神倦萎靡、食欲不振等虚证，宜选用有补虚作用的黄芪、党参（西洋参、太子参、人参）、枸杞子、冬虫夏草、龙眼、山药、胡桃仁、桑椹子等药物。

可供急性白血病患儿选用调理的具体药膳：

【方1】　蒸虫草全鸭：冬虫夏草10克，炙黄芪20克，老公鸭1只，料酒、生姜、葱油、胡椒粉、食盐各适量。将鸭宰杀去毛和内脏，洗净，剁去脚爪，用开水烫一下，捞出晾干，虫草用温水洗净。将鸭头顺颈劈开，取出虫草10枚，装入鸭头内，再用细线缠紧，余下虫草和炙黄芪、葱白均纳入鸭腹内，然后放入盆内，注入清汤，用盐、胡椒粉、料酒调好味，用湿棉纸密封盆口，上笼蒸约2小时，出笼后去棉纸，拣去生姜、葱，加味精即成。适用于白血病自汗、盗汗、久虚不复。

【方2】　龙眼甲鱼汤：龙眼肉15克，淮山药20克，甲鱼500克。将甲鱼宰杀洗净，去内脏，切成块，用龙眼肉、淮山药共炖，熟时可加适量的调料，吃肉喝汤。适用于白血病化疗后体虚、食欲不振。

【方3】　爆蛤肉：海蛤肉60克，海带30克，小青皮10克，浙贝母10克。海带、小青皮、贝母在同一盆中用水泡20分钟，将海带、小青皮均切细丝，贝母泡软。海蛤洗净，沸水烫捞出，取肉，与前二丝及贝母同炒，加鲜姜丝、酱油、精盐、料酒各少许，蛤肉熟即可食。1日内分2次食完。隔日食1次。适用于白血病肝脾、淋巴结肿大患儿。

【方4】　补血香菇肉：香菇50克，花生米、大枣、桑椹子、龙眼肉各30克，熟牛肉250克。上料、牛肉切片后共入砂锅内加葱、盐、姜、味精各少许，加水置文火上煮熟透食用，1日1次，每次适量。连服1月。适用于脾肾两虚型白血病患儿。

【方5】　枸杞子猪骨炖乌龟：枸杞子50克，猪脊骨连肉带髓250克，乌龟500克。枸杞子洗净，猪脊骨敲碎，乌龟杀后去肠脏，切块。把上料放入锅内，加水适量久炖，放盐调味后即可食用。每餐适量。适用于白血病化疗后身体虚弱患儿。

【方6】　莲子米仁二叶汤：带心莲子30克，米仁30克，鲜竹叶10克，鲜荷叶1张，冰糖30克。先将莲子、米仁洗净浸泡后加入冰糖放在碗内，隔水蒸45分钟，加入竹叶、荷叶，再蒸15分钟即成。可吃莲子、米仁，喝汤。适用于急性白血病患儿壮热、口渴等实热证。

十二、怎样对急性白血病患儿进行家庭护理

(1) 注意休息。急性白血病起病急，病程短，预后差，发现后应立即住院治疗。未入院前，要合理安排好患儿的生活，关心体贴患儿，鼓励其配合治疗。对于严重贫血、出血、高热及衰竭的病儿，应绝对卧床休息，特别要注意的是患儿起床时，动作要轻、慢，防止因脑缺血而发生昏厥。要及时协助病儿翻身及大小便，并且护理时动作要轻缓，不可急燥和粗鲁。

(2) 精神安慰。因急性白血病需要长期治疗，治疗过程中，尤其是化疗过程中，不可避免地会出现一些副反应，导致病儿的思想顾虑。因此，家长要注意协助医务人员耐心做好解释工作，帮助树立战胜疾病的信心和勇气，积极配合医生的治疗。

(3) 适当饮食。急性白血病患儿体质差，非常需要加强营养补充，因此，家长应注意给予合理的饮食。主要是给予高蛋白、高维生素并且易于消化的食物，最好让病儿进食软食、半流质或流质食物，避免刺激性食物和过分油腻食物，并要注意

食物不可太烫。要十分注意饮食卫生，尽量不要去公共场所就餐。要随时给予足够的水分。

(4) 预防感染。白血病患儿抵抗力差，易并发感染，因此要注意保持室内清洁，经常通风换气，定时给室内空气消毒，但要注意不要使患儿受凉。减少外人探望，不要与其他病人接触以防染上新病。加强对患儿的皮肤护理、口腔护理、鼻腔护理及外阴护理。争取每天洗澡或用温水软毛巾擦浴。睡觉时要经常翻身、按摩，防止褥疮。每天用生理盐水漱口5~6次，吃完东西后要立即漱口。要教育患儿不挖鼻孔。女孩还应注意保持外阴部的清洁，每天用清水或1:5000的高锰酸钾护理液清洗外阴，以防发生泌尿系感染。

(5) 加强病情观察。急性白血病的病情观察非常重要，要注意观察精神状态，化疗过程中特别要注意有无感染，以及药物的副作用、出血倾血、末梢神经炎、恶心呕吐、脱发等。要及时查血象，注意白细胞的变化情况。

十三、怎样预防小儿患急性白血病

白血病的病因尚未完全明了，但根据已经查明的致病因素，主要应采取如下一些预防措施：

(1) 加强给小儿的营养，尽量给予易于消化的高蛋白、高维生素、高热量的饮食，以增强小儿的体质，提高其抗病能力，以防止急性白血病的发生。

(2) 重视环境保护，防止让小儿接触任何放射线物质和有害的化学物品。

(3) 小儿要认真按医嘱服药，凡是能引起骨髓抑制的药物如苯、氯霉素等，都要尽量不用或少用。

(4) 鉴于遗传因素也是导致小儿白血病的重要因素之一，因此，有遗传倾向的母亲应该慎重考虑是否生育子女。如果非生不可的话，应该从怀孕之前起，就注意加强防护，以把遗传因素降到最低、最小程度。

特发性血小板减少性紫癜

一、什么是特发性血小板减少性紫癜

特发性血小板减少性紫癜，又称自身免疫性血小板减少性紫癜，简称ITP，是小儿时期最常见的出血性疾病。临床上以皮肤粘膜自发性出血、血小板减少、出血时间延长、血块收缩不良、毛细血管脆性增加、骨髓中巨核细胞的发育受到抑制等为主要特征。

本病各年龄时期均可发生，但多见于2~8岁的小儿，尤其以5岁以下幼儿为多，好发于秋冬季节。临床上可分为急性型与慢性型两类，急性型病程在六个月以内，起病急，常出现广泛严重的皮肤粘膜出血，甚至发生内脏及颅内出血；慢性型病程一般在六个月以上，起病缓慢，出血症状较轻，但常反复发作，迁延难愈。急性型以婴幼儿多见，慢性型以学龄期儿童多见。

急性患儿80%~90%在6个月内经治疗可恢复正常，有10%~25%的病儿会转为慢性；慢性患儿有1/3~1/2的病例经治疗5年内可恢复正常，有1/2~2/3的病例切脾后65%~85%有效。本病的死亡率为0.65%~1.9%（平均1%左右），主要死于颅内出血、消化道出血或严重感染。

本病属中医“血证”、“肌衄”等范畴。

二、特发性血小板减少性紫癜有哪些临床表现

发病前1~3周常有患病毒性感染、风疹、麻疹、水痘、腮腺炎等，或其他感染，或有疫苗接种史。

发病突然，皮肤有散在针尖大皮内或皮下出血点、瘀斑或血肿，以下肢多见，亦可见于全身，较广泛粘膜出血，多见鼻衄，出血量多少不定，多时咽下可致黑便；口腔粘膜及齿龈亦可见出血斑或出血不止，而致呕血或便血；消化道出血可致呕血及便血；泌尿道出血致血尿；还可见眼结合膜出血；颅内出血少见，但预后严重，表现有烦躁、头痛、昏迷、抽风、麻痹等；其他如胸腔、腹腔、关节出血均极少见。

急性型：较常见，发病年龄多见于2~6岁，男女发病无差异。起病急，以自发性皮肤和（或）粘膜出血为突出表现，多为出血点，亦见瘀斑，伴鼻或齿龈出血，也可见胃肠道出血、血尿等。极少数病例发生颅内出血，约10%~20%的病例脾脏轻度肿大。

慢性型：多见于学龄期儿童，女孩较多。起病缓慢，出血症状较轻，主要为皮肤和粘膜出血，持续性或反复发作。病程发作与间歇缓解交替出现，约有30%~50%的病例可自然痊愈。

新生儿患者：约50%母亲患有同样疾病，新生儿出生后即有皮下出血点，多由母体血小板抗体进入胎儿体内致新生儿发病，一般症状轻，预后好。

三、特发性血小板减少性紫癜的病因病理是什么

特发性血小板减少性紫癜的病因及发病机制，虽经各国学者数十年研究，但至今尚未完全明了，一般认为系病毒感染引起本病。但不是由于病毒直接作用，而是由于病毒引起自身机体免疫机制紊乱所致。病毒抗原吸附于血小板表面，继而同抗体结合，或者是免疫复合物通过血小板Fc受体与血小板相结合而被破坏。大多数慢性特发性血小板减少性紫癜是由于作用于血小板相关抗原的抗血小板抗体所引起，然后导致血小板被网状内皮系统吞噬、破坏，使血小板寿命缩短、数量减少。血小板数量减少的程度与循环中抗血小板抗体量成正比。总之，近年来的研究认为，本病的发生是自身免疫性疾病，与体液免疫和细胞免疫的异常有关，因此又称本病为免疫性血小板减少性紫癜。

中医则认为，本病的发生，不外乎“血热”与“气虚”。具体区分为：

(1) 时邪外感热毒内蕴：小儿腠理不密，表卫不固，感受外邪，“六气之邪皆从火化”。邪热与气血相搏，若灼伤血络，使血液渗出于络脉外，故除表现有出血征象外，还有血热实证。

(2) 气血亏虚统摄无权：小儿脾常不足，加之调护不当，致脾胃之气受损或出血日久，气随血伤，可致统摄血液功能削弱，则血液不循常道，故还伴有一派气血亏虚之象。

(3) 阴虚火旺血随火动：小儿素体阳有余而阴不足，若久病失调，易使肝肾阴亏，虚火内动，血随火动，以致离经妄行。

(4) 瘀血阻滞血不归经：气滞不行，全身血液运行不畅或气虚无力推动血液运行，皆可造成局部血液凝涩，脉络瘀阻，使正常血液不得循行常道，而表现有各种血液外溢的病证。

慢性特发性血小板减少性紫癜，多因脏腑气血亏虚，而脾肾两虚又是气血亏少、生血障碍的根本，故临床上也有从脾肾阳虚来辨证。

综上所述，本病之所以发生，不外乎阴阳失调这个总的病机，正如《诸见血证》中所述："阳盛则阴衰，阴衰则火旺，火旺则血随之而上溢。阴盛则阳策，阳微则火衰，火衰则血失其统而下落"。这便是本病发生的病理。

四、特发性血小板减少性紫癜的诊断标准是什么

1. 诊断依据

(1) 皮肤粘膜出血，多为出血点、瘀斑、鼻衄等。

(2) 血小板 $<100\times10^9/L$（10万/mm^3）。

(3) 骨髓巨核细胞增多或正常，幼稚型及/或成熟未释放型巨核细胞比例增加。严重或长期出血可表现失血性贫血的血象和骨髓象。

(4) 排除其他引起血小板减少的疾病。

2. 临床分型

急性型：病程≤6个月；

慢性型：病程>6个月；

反复型：疾病恢复正常（出血消失，血小板 $>100\times10^9/L$），停药2个月后复发者。

3. 病情分度

轻度：血小板 $>50\times10^9/L$，一般无出血，仅外伤后易发生出

血或手术后出血过多。

中度：血小板≤50×10^9/L而>25×10^9/L，皮肤粘膜出现出血点，或外伤处瘀斑、血肿和伤口出血延长，但无广泛出血。

重度（具备下列一项即可）：（1）血小板<25×10^9/L而>10×10^9/L，皮肤粘膜广泛出血点、瘀斑或多发血肿；（2）消化道、泌尿道或生殖道暴发出血，或发生血肿压迫症状；（3）视网膜或咽后壁出血；（4）外伤处出血不止，经一般治疗无效。

极重度（具备下列一项即可）：（1）血小板<10×10^9/L或几乎查不到，皮肤粘膜广泛自发出血、血肿及出血不止；（2）危及生命的严重出血（包括颅内出血）。

五、特发性血小板减少性紫癜有哪些诊断提示

（1）本病的确诊主要依靠临床出血征象及血液、骨髓的检查。血小板计数减少、出血时间延长、骨髓内巨核细胞的改变为诊断的主要依据。

（2）急性型应注意与病毒感染急性期所引起的血小板减少、某些感染并发播散性血管内凝血的血小板减少相鉴别。其鉴别方法主要根据临床特点及血小板抗体和骨髓检查。

（3）血小板抗体测定及血小板表面免疫球蛋白测定虽非特异性检查，但对诊断有很大帮助，而且对判断预后也有指导意义。

六、特发性血小板减少性紫癜理化检查有哪些异常

（1）血象：以血小板减少为主<50×10^9/L，急性型可<20×10^9/L；慢性型可<10×10^9/L，且血小板形态异常呈现巨大畸形。出血量多时血红蛋白及红细胞降低，白细胞可增高，网织红细胞增高。

(2) 出血时间延长，在3分钟以上，血块收缩不良，束臂试验阳性。当血小板极少时因缺乏血小板第3因子而致凝血时间延长。

(3) 血小板抗体PAIgG增高，亦可有PAIgA、PAIgM、PAG_3、CIC增高。

(4) 血小板寿命短对确诊有意义。

(5) 骨髓象：骨髓增生旺盛，巨核细胞多增高，急性型以幼稚巨核细胞增生为主，慢性型以颗粒型巨核细胞增生为主，二型均有血小板生成障碍，血小板少。少数病儿巨核细胞数少，此种病儿预后多严重。

七、特发性血小板减少性紫癜需与哪些疾病相鉴别

1. 需与病毒感染急性期所致血小板减少相鉴别

患病毒感染时，病毒直接作用于血小板，使其破坏，数量减少，由非免疫机制引起。特点是血小板减少发生在感染初期，随感染好转血小板数量上升，血小板相关抗体不增高。

2. 需与过敏性紫癜相鉴别

过敏性紫癜患儿多有过敏史（如药物、食物、花粉过敏等），皮肤紫癜多见于下肢、臀部，呈对称性分布，常伴有荨麻疹、腹痛、关节痛等，血小板不减少。

3. 需与再生障碍性贫血相鉴别

再障以贫血为主要表现，红细胞、白细胞及血小板均减少。骨髓增生减低，三系造血细胞均减少，巨核细胞明显减少，非造血细胞增多。

4. 需与脾功能亢进相鉴别

脾亢血小板减少程度多不严重，可伴有红细胞或白细胞减少。脾脏肿大明显。骨髓中巨核细胞增多，成熟障碍。可查到引起脾功能亢进的原发病。

5. 需与血小板无力症相鉴别

血小板无力症是一种常染色体遗传的疾病。自幼发病，有出血倾向，出血程度随年龄增长而减轻。血小板计数不减少，出血时间延长，血块收缩不良，血小板聚集试验反应减低。

6. 需与血栓性血小板减少性紫癜相鉴别

血栓性血小板减少性紫癜主要表现为溶血性贫血、血小板减少性紫癜和一过性神经精神症状。实验室检查可见较多红细胞碎片、血小板减少和血小板寿命缩短。

7. 需与红斑性狼疮相鉴别

红斑性狼疮早期可表现为血小板减少性紫癜，继而可出现其他脏器受损的表现。抗Sm、抗核抗体以及狼疮细胞阳性。

八、特发性血小板减少性紫癜的西医疗法有哪些

1. 一般疗法

注意防止外伤出血。预防鼻粘膜干燥出血，可经常用薄荷油等滴鼻，使鼻腔粘膜湿润。局部出血者应压迫止血，如鼻出血可用肾上腺素棉球或用油纱条填充鼻腔以止血。

忌服具有抑制血小板作用的药物，如避免服用阿司匹林等。

明显出血者应卧床休息，限制患儿活动，且以住院为宜。

有出血倾向的患儿，应给予大量维生素C、芦丁、安络血、止血敏等止血剂。

给患儿富有营养的、柔软的、易消化的饮食。

2. 肾上腺皮质激素治疗

急性型、较危重的患儿，用地塞米松冲击治疗：大剂量法，按每天每公斤体重1.5毫克~2毫克，加入葡萄糖液内静脉点滴，连用7天后休息4天为一疗程；小剂量法，按每天每公斤体重0.25毫克~0.4毫克，加入葡萄糖液中静滴，用药3天后休息4天为一疗程。症状缓解后，改口服泼尼松，每日每公斤体重1.5毫克~2毫克，分3次服，用药至血小板回升至接近正常水平时，即可逐渐减量，疗程一般不超过4周。

慢性型，口服泼尼松每日每公斤体重1毫克~2毫克，出血减轻后渐减量，量减至每日每公斤体重0.25毫克，隔日服1次，维持治疗2个月后，血小板保持在50×10^9/升以上时即可停药。

3. 免疫疗法

对肾上腺皮质激素治疗无效或复发难治的慢性型患儿，使用免疫抑制剂治疗：

环磷酰胺：每日每公斤体重1.5~3.5毫克，分3次口服。数月见效，疗程可达1年以上。

长春新碱：每次每公斤体重0.015~0.003毫克，每周静脉注射1次，一般注射4~6次。

4. 大剂量丙种球蛋白治疗

适用于皮质激素治疗无效或有严重不良反应、急性严重出血及脾切除术前准备等，常用剂量为每公斤体重400毫克，静脉滴注，每日1次，连用5次。

5. 对症治疗

（1）输血或血小板：适用于严重出血者，以改善贫血及迅速控制出血。由于血浆中含抗血小板抗体，血小板输入后易被破坏，只具有暂时止血作用。输注浓缩血小板制剂，每次每公斤体重0.2~0.25单位，静滴，隔日1次，至出血减轻，血小板达安全水平（$>30\times10^9$/L）。

（2）维生素C、止血敏：维生素C，每次200毫克，1日3次口服。止血敏，每次0.25毫克，1日2次口服。二者可改善毛细血管内皮质通透性，协助止血。

6. 其他药物治疗

（1）达那唑：适用于难治性患儿，剂量为每日每公斤体重15~20毫克，分2~3次口服，疗程2~4个月。

（2）氨肽素：有促进巨核细胞成熟作用。剂量为每次0.6~1.0克，每日3次口服。

7. 脾切除治疗

适用于慢性血小板减少性紫癜。一般认为，病程超过1年，用激素及免疫抑制剂等多种疗法无效，出血症状严重，年龄在6岁以上为脾切除指征。急性型多数不需要切脾治疗，只有发生颅内出血或内脏出血，应用其他疗法无效时，才可考虑脾切除。在施行脾切除手术前，必须进行骨髓检查。巨核细胞减少、血小板抗体增高者，手术效果不佳。

8. 脾栓塞治疗

主要适用于慢性血小板减少性紫癜。通过脾栓塞动脉分支，使脾实质发生缺血性梗死，随后机化及萎缩，削弱脾对血小板的破坏，达到与切脾相似的效果。方法是经股动脉插入导管，在X线透视下将导管送入脾动脉，注入造影剂，然后将导管送入脾门处，将明胶海绵剪成长条混入泛影葡胺推注，栓塞范围控制在60%~70%。本法创伤小，方便简便。部分脾栓塞保留了部分脾组织，使其免疫功能得以保存，这是与脾切除的重要区别。

九、特发性血小板减少性紫癜的中医疗法有哪些

1. 分型治疗

(1) 风热伤络

主要症状：发热微恶风寒，斑色鲜红，或伴鼻衄、齿衄、便血、尿血。舌质红苔黄，脉浮数。指纹色紫位于风关。多见于外感引发的特发性血小板减少性紫癜。

治疗方法：祛风清热，凉血止血。

【方选】 银翘散合荆防败毒散加减

药用：银花、连翘、生地炭各15克，丹皮、荆芥炭各12克，牛蒡子、薄荷、炒防风、升麻各10克。每日1剂，水煎服。若皮肤瘙痒加地肤子、蝉衣各10克；腹痛便血加地榆炭12克、广木香3克；尿血加大小蓟各15克，白茅根20克。

(2) 血热妄行

主要症状：发病急，皮肤粘膜出现瘀点或瘀斑，斑色紫，

或鼻衄、齿衄，烦躁，口渴，便秘，尿黄，舌质红，苔黄，脉数有力。多见于急性型特发性血小板减少性紫癜。

治疗方法：清热解毒，凉血止血。

【方选】 犀角地黄汤加味

药用：水牛角20克，生地、赤芍各7.5克，丹皮、紫草、茜草、藕节各5克，三七粉2.5克。每日1剂，水煎，早晚分服。

(3) 阴虚火旺

主要症状：皮肤瘀斑时发时止，兼有鼻衄齿衄，低热盗汗，心烦不宁，手足心热，两颧发红，口燥咽干，舌红少津，脉细数。

治疗方法：滋阴降火，凉血止血。

【方选】 大补阴丸加减

药用：生地黄15克，知母、牡丹皮、玄参、女贞子、旱莲草、茜草根、侧柏叶、阿胶（烊）各10克，龟板20克（先煎），甘草6克。水煎服，每日1剂。低热者，加鳖甲15克（先煎）、地骨皮10克；盗汗者，加五味子6克、牡蛎30克（先煎）。

(4) 气不摄血

主要症状：起病缓慢，病程迁延，出血症状较轻，紫斑散在，时隐时现，色泽暗淡面色萎黄，身倦乏力，纳差便溏，头晕心悸，或有腹中隐痛，便血，唇舌淡红，苔薄白，脉细软。指纹色淡隐见于气关。

治疗方法：补脾益气摄血。

【方选】 归脾汤加减

药用：旱莲草20克，黄芪、白芍、阿胶（烊化）各15克，党参12克，熟地、白术、当归各10克。每日1剂，水煎服。皮下瘀斑多，加仙鹤草20克、茜草10克；斑色淡红，隐而不显，肢冷便溏，加菟丝子、炮姜炭各8克；若大量出血致阳虚欲脱，应急服独参汤益气固脱，脱证缓解后再补气摄血、养血止血。

（5）血瘀气滞

主要症状：瘀斑色深而暗，有瘀块，或血肿严重，经久不消，齿龈及眼周紫黑，舌质紫暗，或有瘀点瘀斑，苔薄，脉弦或涩。

治疗方法：活血理气，消瘀止血。

【方选】 桃红四物汤加减

药用：桃仁10克，红花6克，生地黄15克，当归5克，川芎8克，赤芍10克，牡丹皮10克，延胡索10克，甘草6克。水煎服，每日1剂。短气乏力者，加党参10克、黄芪10克；血虚明显者，加阿胶10克（烊）、制首乌12克；便血者，加地榆炭10克、侧柏炭10克。

2. 专方治疗

【方1】 抗病毒方：大青叶、黄连、大黄、栀子、丹皮、紫草、侧柏叶、仙鹤草、地榆、三七粉、生地、鳖甲、补骨脂、菟丝子、生甘草。处方不作药味加减，仅根据年龄大小、病情轻重增减剂量，每日1剂，水煎服。本方止血效果好，复发率低。

【方2】 活血化瘀方：川芎5克，丹参、赤芍、鸡血藤各10克，益母草15克。加减：脾肾虚弱加山楂、麦芽、陈皮、白术、厚朴各10克；出血较多者，加生地、丹皮各10克，小蓟15克；感染明显，加麝香、山豆根各10克，黄芩、连翘各15克，板蓝根20克，大黄5克（此剂量为学龄前儿童量）。每日1剂，水煎，分3次服。4周为一个疗程。

【方3】 秘丹红：大黄细末3克，肉桂细末3克，生赭石粉20克。先以500毫升水煎赭石粉30分钟，然后纳入大黄、肉桂末再煎10分钟，得煎液约200毫升，早晚2次分服。

【方4】 复仙汤：土大黄5克，仙鹤草15克，鸡血藤15克。

水煎服，每日1剂，分2~3次服。

【方5】　益气补肾活血方：生地、当归、赤芍、茜草各9克，补骨脂、炙黄芪、菟丝子各12克，鸡血藤30克，大枣15克，生大黄6~9克（后下）。病情重加用水牛角30克，三七粉2克（冲服）；鼻衄加白茅根30克；阴虚内热加玄参、炙鳖甲、炙龟板各9克；神疲乏力、舌质淡，加党参、仙灵脾各9克，水煎，每日1剂。

【方6】　七乌松仙汤：三七25克，乌贼骨50克，嫩松叶50克，仙鹤草50克。先煎三七，待3~4沸后纳入另3味药，文火同煎，温服，每日3次。有良好的止血效果，适用于急性期大量出血。

【方7】　胶艾四物汤：当归、川芎、艾炭、玄参、麦冬、丹皮、人参各10克，干地黄20克，白芍、阿胶各15克。每日1剂，水煎2次，取汁150毫升，日内温服。鼻衄者加白茅根25克，焦栀子10克，炒藕节15克；有明显呼吸道感染者，去人参加银花、连翘各15克，水牛角50克；便血者加槐花炭、炒茜草各20克。

【方8】　丹芍茅花汤：粉丹皮9克，生白芍9克，黄芩9克，白茅花12克，蚕豆花12克，仙鹤草12克，旱莲草12克。水煎服，每日1剂，分3次服。对反复鼻衄者效果良好。

【方9】　凉血祛风汤：水牛角30克，丹皮、紫草、荆芥、黄芩、地榆各10克，蝉衣6克，侧柏叶15克。诸药水煎服，每日1剂，1个月为一疗程。若外感发热者，加银花、连翘、大青叶各10克；挟湿者，加虎杖、六一散各10克；挟瘀者，加制大黄、丹参、三七各10克；鼻衄齿衄多者，加黑山栀8克，白茅根20克；气虚者，加党参、炙甘草各10克；血虚，加黄芪、当归、枸杞子各10克。

【方10】　消斑饮：鸡血藤15克，当归6克，商陆15克，墓头回12克，仙鹤草15克，侧柏叶7.5克，生黄芪60克，生地30克，生甘草15克。水煎服，每日1/2剂~1剂。分2次服。对慢性血小板减少性紫癜疗效好。

【方11】 牛西西注射液：羊蹄根500克，茜草250克，鹿茸草250克，甘草250克。将上述4味药洗净晾干，粗制粉，用水浸渍52小时，两次过滤，合并提取液，浓缩至1000毫升，加入1750毫升的95%乙醇搅拌，静置24小时以上，过滤回收乙醇并浓缩至1000毫升，用氨水调节ph8~8.5之间，低温10℃~5℃下静置18小时，过滤，加热至无氨味，取清澄明液即为主药，然后经加工精制而成牛西西注射液500支×2毫升。肌肉注射，成人每日2次，每次2支（4毫升），儿童酌减。15天为一个疗程。间隔7天，可进行第二个疗程。本方具有清热解毒散瘀作用。

【方12】 升板胶囊：大黄50克，浓缩水牛角粉35克，汉三七30克，甘草30克。共研细末，装胶囊，每粒重0.3克。每次服1~3粒，日服3次。适用于出血症状较重者。

3. 中成药治疗

【方1】 犀角地黄丸：3~6岁每次1/2丸，7~14岁每次1~2丸，日服2次。适于紫癜初起，出血较重，中医属血热证者。

【方2】 银翘解毒片：每次2~4片，每日2~3次，口服。适于风热伤络患儿。

【方3】 维血宁冲剂：3~6岁每次6克，6~9岁每次10~15克，9岁以上每次15~20克，日服2~3次。适于紫癜日久不愈，反复出血患儿。

【方4】 羚翘解毒片：每次2~4片，每日2~3次，口服。适于风热伤络患儿。

【方5】 归参补血片：3~6岁每次1片，6~9岁每次2片，9

岁以上每次3片，日服2~3次。适于慢性血小板减少性紫癜，血小板持续低下患儿。

【方6】 牛黄清宫丸：每次1/2~1丸，每日2~3次，口服。适于血热妄行患儿。

【方7】 荷叶丸：3~6岁每次1/3丸，7~14岁每次1/2丸~1丸，日服2~3次。适于出血症状重的患儿。

【方8】 六味地黄丸：每次3~6克，每日2次，口服。适于阴虚火旺患儿。

【方9】 二至丸：3~6岁每次2~3克，6~9岁每次3~6克，9岁以上每次9克，日服3次。适于肝肾阴虚之紫癜患儿。

【方10】 归脾丸：3~6岁每次1/3丸，6~9岁每次1/2丸，9岁以上每次1丸，日服2~3次。适于病程较长，反复紫癜，中医属气虚不能摄血患儿。

【方11】 人参归脾片：每次4片，每日2次。适用于气不摄血患儿。

【方12】 景天三七糖浆：每次10~15毫升，每日3次。适用于血瘀气滞者。

【方13】 三七胶囊：每次3克，每日3次。适用于特发性血小板减少性紫癜各种出血。

【方14】 八珍冲剂：每次1包，每日2次。适用于虚火灼络型紫癜患儿。

【方15】 血康口服液：每次1支，1日3次，连服1个月。适用于气不摄血或阴虚火旺型特发性血小板减少性紫癜患儿。

【方16】 当归补血膏：每次5~10克，每日3次。适用于气血不足型血小板减少性紫癜患儿。

【方17】 贞芪扶正冲剂：每次3克，1日3次。适用于气阴两虚型血小板减少性紫癜患儿。

【方18】 玳瑁紫癜宁：每次1丸，1日2次，口服。适用于特发性血小板减少性紫癜。

4. 单方验方治疗

【方1】 景天三七30克，刘寄奴10克，茜草15克。1日1剂，水煎服。

【方2】 灵芝菌100克，煎汁，过滤，浓缩成500毫升，每次10毫升~15毫升，1日3次口服。2~4周为一疗程。

【方3】 紫癜方：血见愁、生地、侧柏叶、蝉蜕各10克，苍术、栀子各12克，孩儿茶、使君子各8克，黄连4克。水煎服，每日1剂。

【方4】 齿衄方：生石膏30克，焦黄柏、五倍子各15克，儿茶6克，浓煎，噙口用，每次5~10分钟。

【方5】 鼻衄方：用百草霜15克，龙骨、枯矾各30克，共研极细末，制成塞鼻散，用湿棉条蘸药塞鼻。

【方6】 脚旱草：根据年龄体质，每剂用鲜净全草100~250克，或干品10~25克，每日1剂，水煎服，服用3个月。

【方7】 复黄片：黄鳝藤45克，白及、茅根各15克，丹参9克，红枣60克，熬浓，制成5克重糖衣片，为成人1日量，分2次服。小儿酌减，10天为一疗程。

【方8】 水牛角粉：水牛角粉每次1~2克，1日2次，或水牛角片10~30克，煎30分钟后代茶，连服2~3日。适用于血热妄行型血小板减少性紫癜患儿。

【方9】 急性期方：水牛角、生地、银花各15克，连翘、赤芍、丹皮、仙鹤草各9克。咯血、呕血加白及10克，三七粉3~6克；便血加地榆炭10克；血尿加大小蓟各10克。水煎服，1日1剂。适用于热炽毒型血小板减少性紫癜患儿。

【方10】 慢性期方：党参、白术、当归、白芍、生熟地各9克，旱莲草15克。水煎服，1日1剂。适用于气不摄血型特发性血小板减少性紫癜患儿。

【方11】 甘草红枣方：甘草10克，红枣30克，煎汤食枣代茶。适用于气不摄血型血小板减少性紫癜。

【方12】 鲜小蓟草、鲜茅根各30克，水煎服。每日1剂，分2次服。适用于风热伤络型或血热型血小板减少性紫癜鼻出血者。

【方13】 桑白皮30~40克，水煎代茶饮。适用于风热伤络或血热型血小板减少性紫癜之鼻出血者。

【方14】 羊蹄根（干品）30克，泡水代茶饮，每日1剂。鼻出血不止可作填塞止血处理。急取上药30克，加水适量，煎10分钟，1次服。再照上法泡水代茶饮。适用于血热型血小板减少性紫癜之鼻衄患儿。

【方15】 茜草汤：茜草根10克，生地黄12克，防风、阿胶（烊）各8克，黄芩、丹皮、白芍、甘草各6克。水煎服，每日1剂。适用于风热伤络患儿。

【方16】 健脾消斑汤：黄芪、党参、茯苓各10克，白术、阿胶（烊）各8克，当归、三七各3克，甘草6克。水煎服，每日1剂。适用于气不摄血患儿。

【方17】 滋阴化瘢汤：黄柏、知母、阿胶（烊）、丹皮、地榆炭各6克，茜草根8克，生地黄10克，龟板15克（先煎），甘草3克。水煎服，每日1剂。适用于阴虚火旺者。

【方18】 丹皮12克，鳖甲25~50克，生地15~30克。水煎服，每日1剂。连服8周。适用于阴虚内热证。

【方19】 黛丹阿胶汤：紫草、丹皮、侧柏炭、黄柏、炒栀子、阿胶各9克，生地10克，仙鹤草、丹参各15克，青黛、木香各3克，甘草5克。水煎，每日1剂，分4次服。适用于特发性血小板减少性紫癜。

【方20】 活血化瘀方：川芎5克，丹参、赤芍、鸡血藤各

10克，益母草5克。水煎服，每日1剂，分3次服。4周为一疗程。上方为学龄前儿童量，可视病情略加变化。

【方21】　益气和血汤：黄芪20克，太子参、党参各15克，熟地、当归、枸杞子、女贞子各12克，肉苁蓉、巴戟天、仙灵脾各10克，茜草、白芍、生白术、山萸肉各9克，阿胶（烊化）3克。每日1剂，水煎服。

【方22】　灵芝露止癜：灵芝菌（人工培养），煎汁，过滤，浓缩，每毫升含生药0.175克。每次口服10~15毫升，1日3次，2周~4个月为一疗程。

【方23】　补血凉血汤：黄芪、土大黄各12克，甘草3克，赤芍、白芍、茜草各9克，当归、丹皮各6克，仙鹤草15克。水煎服，每日1剂。6岁以下小儿酌减量。

【方24】　复方益血散：大叶鹿含草、还阳参各100克，紫丹参50克。上药洗净晒干，共研细末，取鲜猪肝或鲜瘦肉50克，剁细，与药末10克拌匀，入白蜜1勺，加水半小碗，隔水蒸熟后服，每日或隔日1次，10次为一疗程。

【方25】　荆枣汤：紫荆叶4片，红枣4枚，红糖少许。先煎前2味药，煎取药汁后加入红糖调服，每日1剂。

【方26】　复仙汤：土大黄5克，仙鹤草、鸡血藤各15克。水煎服，每日1剂，分2次服。

【方27】　小儿血液病验方1：花生米连皮炒食。每日3次，每次60克，1周为一疗程。主治血小板减少性紫癜。

【方28】　小儿血液病验方2：红皮花生米10粒，熟大枣（去核）4枚，捣成泥。每日1剂。主治血小板减少。

【方29】　小儿血液病验方3：雪见草25~30克，水煎服。每日1剂。主治血小板减少。临床运用，效果甚佳。

【方30】　调补气血方：青黛3克，黄精、何首乌、白芨、紫草各9克，白芷6克。水煎服，每日1剂，分2次服。适用于血小板减少性紫癜。

5. 针灸疗法

【方1】　体针　取双侧涌泉穴，行强刺激手法，不留针，每日1次，7次为一疗程。对出血症状重者效果较好。

【方2】　体针　主穴取足三里、曲池。备穴取合谷、血海。每日1次。先刺主穴，效果不好时加刺备穴。

【方3】　体针　取足三里、曲池、合谷、三阴交、血海为主穴，并随证加减，点刺不留针，隔日1次，1个月为一个疗程。

【方4】　体针　主穴选大椎、膈俞、悬钟；配穴取肝俞、脾俞、足三里、三阴交、膏肓。采用轻刺激法，每日1次，10日为一疗程。

【方5】　耳针　选肾上腺、膈、肝、肺、内分泌、脾、肾等穴，另取王不留行子，用胶布固定在穴位上。每日不定时按压10余次。

【方6】　耳针　主穴取脾、肝、胃；配穴取肺、皮质下、三焦。以酒精消毒耳部，按摩1分钟，至局部充血为度。将王不留行粘在胶布上贴于耳穴，每日按压3~5次，每次1分钟。两耳交替，7天为一疗程。适于慢性血小板减少性紫癜。

【方7】　灸法　主穴取八髎、腰阳。艾柱隔姜灸，每次45分钟，每日1次。用于气不摄血证。

【方8】　灸法　以艾柱灸大椎、足三里、膏肓。

【方9】　灸法　选脾俞、肝俞、肾俞、足三里、三阴交等穴，用艾条灸，隔日1次，1个月为一疗程。

【方10】　灸法　以艾条于涌泉穴作雀啄灸，每日1次，每次10~15分钟，7次为一疗程。

【方11】　灸法　将鲜姜片（约0.3厘米厚）置于足三里穴，

上置黄豆大小艾柱，每次灸5~10壮，15~30分钟，每天1次，7次为一疗程。

【方12】 梅花针 以梅花针轻敲夹脊穴（1椎~17椎两旁），每日1次。

6. 推拿疗法

【方1】 清板门，清天河水，清肝经，清肺经，退六腑，逆运八卦，补肾经，适于出血症状重、鼻衄、齿衄患儿。

【方2】 推补脾经，推三关，补肾经，分手阴阳，按揉足三里，按揉涌泉，揉脾俞，揉肾俞，揉血海，适于慢性血小板减少性紫癜。

【方3】 止血点（在头部前发际正中线1寸~2寸处），用拇指或食指在此点加压滑动或旋转方式按摩，数分钟内即可收到止血效果，主治紫癜鼻衄。

7. 敷贴疗法

【方1】 大蒜泥适量，敷贴涌泉穴，外用胶布固定，12小时更换1次，连续5日为一个疗程。适用于血热妄行证。

【方2】 桑寄生、山栀等份，捣碎敷脐部。适用于紫癜伴吐血、衄血。

8. 其他疗法

【方1】 塞鼻疗法 百草霜15克，龙骨30克，枯矾30克。共研细粉，用棉签蘸药粉塞于鼻腔内。用于治疗鼻衄不止，可即刻见效。

【方2】 紫草茸煎汤抹胸口，用于血热妄行证。

十、怎样对特发性血小板减少性紫癜进行中西医结合治疗

特发性血小板减少性紫癜属于自身免疫性疾病，病毒感染与发病有密切关系。因此，在治疗上应着眼于清除病毒，调节机体的免疫功能。肾上腺皮质激素能抑制抗体的产生和免疫反应，目前仍是临床治疗本病的首选。但激素治疗有较多副作用，因此在应用的同时，可配合服用中药，这样往往会收到比较理想的效果。从中医辨证分析，急性型患儿以实证、热证为主，治疗应侧重清热解毒。许多清热解毒药经现代药理研究证实具有抗病毒作用。慢性型患儿以虚证为主，尤以阴虚者居多，治疗应侧重补益脾肾。此类药对调节机体免疫功能多有一定作用。

中药治疗血小板减少性紫癜，已经证明确有疗效，并被广泛应用。但其有起效慢、疗程长、疗效机制不够明确等不足；而单纯的激素治疗也有明显副作用和停撤反跳现象。如果将二者配合应用，则可互相取长补短。既提高疗效，又可减少副作用。在配合应用中，中药的应用要以辨证论治为原则，辨证与辨病相结合，中西药协同发挥治疗效应。

应用激素治疗时，在激素减量或停药阶段，多数患儿会出现不同程度的血小板降低，出血症状加重。此时，中药应侧重应用补肾之品，如仙灵脾、菟丝子、熟地、枸杞子、何首乌、补骨脂、鹿角胶等。对血小板持续低下者，应分析原因，若非感染因素所致，应在辨证论治的基础上重用活血化瘀之品，如丹参、三七、当归、赤芍、鸡血藤等，以抑制血小板抗体的产生。

十一、怎样对特发性血小板减少性紫癜患儿进行饮食药膳调理

特发性血小板减少性紫癜患儿饮食调护很重要，若调护得当，有利于疾病的康复。饮食上要选择易于消化、富于营养的食物。虚证宜食血肉有情之品；血热妄行属实证，食物宜清凉之品，如鲜藕、茄子、黄瓜、丝瓜、苦瓜等。忌食香燥辛辣动火之品。

1. 适合于特发性血小板减少性紫癜患儿调理的汤菜

【方1】　蕹菜鸡蛋汤：鸡蛋2个，连根蕹菜50克。鸡蛋用油煎熟待用。将蕹菜洗净后用水煮熟捞起，换水与煎蛋一同煮沸即成。调味后，食蛋喝汤。此方有凉血解毒、养阴血作用，主治由血热引起的血小板减少性紫癜。

【方2】　花生衣红枣汤：花生衣5~10克，红枣10枚，党参5克，水煎服，每日1剂。适用于气不摄血之紫癜。

【方3】　茜根水鱼汤：水鱼（鳖）1/2只，茜根10克，仙鹤草10克，调料适量。将水鱼去内脏，切块洗净。茜根、仙鹤草煎汤去渣，入水鱼炖熟，加调料服食。每天或隔天1剂，连服8~10剂。适用于阴虚火旺之紫癜患儿。

【方4】　红枣生地饮：红枣10枚，生地黄30克，紫草10克，甘草10克，水煎当茶饮用。

【方5】　茅根生地饮：水牛角10克，生地黄15克，牡丹皮10克，白茅根15克，白糖适量。水煎服，每日1剂。适用于血热妄行之紫癜患儿。

【方6】　生拌茄子：嫩茄子若干个，蒜泥、盐、味精、香

油适量。将嫩茄子削去皮，切成丝，用凉开水泡浸10分钟，滤去水，放入适量蒜泥、盐、味精、香油等调味品，拌匀即成。此方有活络止血作用，主治因血热引起的紫癜。

【方7】　桂圆鹌鹑蛋：鹌鹑蛋4只，桂圆肉15克，红糖10克。将鹌鹑蛋打碎，去壳，与桂圆肉、红糖共放碗中加水（若加鸡、鸭浓汤更佳）适量，隔水蒸熟，每日清晨吃1次，可常服。此方有补气生血作用，适用于气不摄血型血小板减少性紫癜患儿。

【方8】　蜜糖鱼鳔：鱼鳔10克，黑芝麻10克，蜂蜜20克。鱼鳔为干品，压碎加入黑芝麻、蜂蜜调匀后上蒸笼蒸熟透即可。早晚分2次吃。有养血益肾、滋阴止血作用，适用于虚火灼络型血小板减少性紫癜患儿。注意：本膳滋腻，脾胃呆滞的患儿不宜选用。

【方9】　甜枣煨猪肘：猪肘1000克，冰糖150克，红枣500克。先将刮洗净的猪肘放入锅内，煮开，捞去浮沫，取出凉之。再另用锅加植物油少许烧热，放入猪肘翻炒至红色，放入冰糖和红枣，加汤用文火煨烂汁浓即成。此方有补脾养胃、滋阴养血作用，适用于脾阴血虚之血小板减少性紫癜患儿食用。

【方10】　炖猫肉：猫肉250克，蒜30克，油、盐、味精适量。将猫肉洗净，切小块，大蒜剥去皮，同放炖盅中加清水适量及油、盐、味精，隔水炖熟服食。有补血作用，适用于血虚型血小板减少性紫癜患儿。

【方11】　参归鸽肉汤：鸽1只，党参25克，当归10克。将鸽除毛及内脏，洗净切块，与党参、当归同置砂锅内加水煨烂，喝汤吃肉。此方有补肝益肾、养血益气作用。适用于紫癜色淡、神疲乏力、食欲不振、面色少华之患儿。注意：感冒时勿服，阴虚火旺者忌用。

【方12】　花生桂圆大枣汤：花生米100克，桂圆肉10克，大枣8枚。共煮熟，1日内吃完。此方有补益心脾、止血作用。适用于心脾两虚型血小板减少性紫癜患儿。

2. 适于特发性血小板减少性紫癜患儿调理的药膳

【方1】　红枣粥：红枣10枚，粳米100克，冰糖少许。共煮粥，每日早、晚服用。具有健脾益气、升血小板之功效。

【方2】　阿胶粥：阿胶250克，黄酒两匙，红糖5匙，水500克，炖烊，冷凝，1次两匙，拌入糯米粥内。冬至后服最佳。具有养血止血之功效。

【方3】　三七藕蛋粥：鲜藕一段，三七粉5克，生鸡蛋1个。将三七粉与生鸡蛋调匀，加入煮沸的藕汁中，加食盐、猪油，即成。适用于紫癜伴有胃出血的患儿。

【方4】　仙鹤草粥：仙鹤草30克，煎汤取汁，与糯米50克同煮成粥，加红糖一匙，即成。具有升血小板的功效。

【方5】　红枣炖兔肉：红枣20枚，兔肉150~200克，放炖锅内隔水炖熟，加调味品，服用。

【方6】　大蒜煲花生仁：花生仁100粒，大蒜50瓣，置瓦锅内煲熟后食用。连续服用2~4次。

【方7】　茅根生地粥：鲜茅根200克（干品20克），鲜生地50克（干品10克），粳米200克。将茅根、生地洗净，加水适量，煎煮半小时，取汁放入淘净的粳米煮熟成粥，咸甜随意，1日内分2次食完。此方有凉血止血、健脾养阴作用。适用于身热烦躁紫癜色深较鲜患儿。

【方8】　黑芝麻煮鸡蛋：黑芝麻30克（捣碎），鸡蛋2只（去壳）。加适量的白糖同煮熟，分2次服，每日1剂。连服10天。此方有滋养肝肾作用，适用于虚火灼络型血小板减少性紫癜患儿。

【方9】　参苓造化糕：党参、白术、莲肉、淮山药各12克，粳米1000克，蜂蜜150克。将上药、粳米共为细末，加入蜂蜜做成糊，入笼后蒸熟食用。每次50克，1日3次食之。此方有健脾胃、补气血作用，适用于气血两虚型血小板减少性紫癜患儿。

【方10】　生地炖乌鸡：乌雉鸡1只，生地黄250克，饴糖250克。将乌鸡宰杀后去毛与内脏，洗净；生地黄洗净，切成细条，与饴糖拌均匀，纳入鸡腹内，缠紧，放入盆中；将盆置笼中蒸熟。取出，即可食肉喝汤。此方有补血补阴作用，适用于血虚体虚慢性血小板减少性紫癜患儿。

十二、怎样对特发性血小板减少性紫癜患儿进行家庭护理

特发性血小板减少性紫癜患儿的饮食要柔软，易消化，多吃新鲜蔬菜和水果，忌辛辣动风食物。消化道出血者要禁食，好转后先吃无渣流质饮食，然后再慢慢恢复正常饮食。

对急性期出血量多的患儿，应让其绝对卧床休息。避免跌扑碰撞外伤，以免引起出血。特别是要保护好头部，以免引起颅内出血，造成严重后果。

当患儿口腔粘膜出血时，应予饭前、饭后、睡前、起床后用生理盐水漱口或用棉球轻轻擦拭；但如果有血块，不宜擦掉，以防出血不止。

对齿衄的患儿，要让其使用刷毛较软的牙刷，以免刺激牙龈引起出血。

对鼻衄的患儿，要给予鼻腔填塞止血。但应注意一定要使用清洁卫生经过消毒的物品，不能随便拿来不洁的东西进行填塞，以免引起感染。

对于慢性特发性血小板减少性紫癜患儿，应进行适当的心理调护，消除其紧张情绪，帮助其树立战胜疾病的信心。

避免让患儿使用影响血小板功能的药物，如阿司匹林等解热镇痛药；长期应用激素时，应让患儿多吃含钙高的饮食，如虾皮、香蕉、海带等。

当患儿出现面色苍白、乏力、心悸时，可能提示有贫血。本病可伴有贫血，多为轻度贫血，一般与出血的程度一致。如果患儿出血轻微，而贫血却严重，应去医院详细检查。

本病一般不发热，如果患儿长期经常发热，经抗感染治疗无效，贫血明显，肝脾淋巴结肿大，也应去医院详细检查。

家长一定要密切观察患儿的病情，注意出血量和部位。若发现患儿出现头痛眩晕，可能是颅内出血的先兆，应及时报告医生，做好抢救准备或立即进行抢救。

病重患儿要住消毒隔离房间，轻症者也要注意避免接触呼吸道、消化道病人，并注意保暖，防止受凉感冒。

十三、怎样预防小儿患特发性血小板减少性紫癜

平时要让小儿积极参加体育活动，多到室外游戏，以增强体质，提高抗病能力。

要积极防治上呼吸道感染、肺炎、腹泻、麻疹、水痘、风疹、腮腺炎、传染性单核细胞增多症、肝炎等病。若已患特发性血小板减少性紫癜，在病程中尤应注意避免患上述疾病，以免加重病情。

避免应用可能引起血小板减少的药物，如头孢菌素、奎宁、对氨柳酸钠、利福平、阿司匹林等，以免加重病情。

小儿饮食宜清淡，富有营养，易于消化，并应在平时多吃一些带衣花生仁、红枣等物，这些食物有利于预防血小板减少性紫癜的发生。

过敏性紫癜

一、什么是过敏性紫癜

过敏性紫癜是最常见的毛细血管变态反应性疾病，可发生于任何年龄，以儿童及青少年多见，尤其是以学龄前及学龄期儿童发病最多，男性多于女性（约为1.4∶1）。四季均可发病，但以春秋季发病居多。

过敏性紫癜临床上以血小板不减少性紫癜为其基本特征，并常伴有关节症状、胃肠道症状、肾损害等，因此医学上将该病分为单纯皮肤型紫癜、关节型紫癜、肾型紫癜、腹型紫癜等几种类型。部分病人再次接触过敏原可反复发作。单纯皮肤型紫癜预后良好，若并发肾炎，则往往会迁延不愈，并可反复恶化，如不及时救治，则会危及生命。

过敏性紫癜是小儿常见的出血性疾病，大量报道表明，近年来，这种疾病的患病率有增高的趋势，成为儿科常见病多发病之一。据有关统计，本病虽部分可以自愈，但部分可复发，并有约5%的患儿死于肾功能衰竭、中枢神经系统并发症等，严重威胁人们的健康。

过敏性紫癜属中医学“血证”、“发斑”、“肌衄”等范畴。

由于部分病例有复发倾向，故属儿科难治病症。

二、过敏性紫癜的临床表现有哪些

发病前1~3周常有低热、咽痛、上呼吸道感染及全身不适等前驱期症状。

其典型症状由于病变的部位不一而有不同表现：

皮肤症状：以下肢大关节附近及臀部分批出现对称分布、大小不等的斑丘疹样紫癜为主，反复发作于四肢臀部，少数累及面和躯干部。皮损初起有瘙痒，出现小型荨麻疹或红色圆丘疹，压之褪色，继而色泽增深，呈紫红色，压之不褪色，最后变为棕色而消退，不留痕迹。重者可发生水疱、血疱、溃疡及局部坏死。部分可伴有荨麻疹、血管神经性水肿及多形性红斑。

关节症状：可有单个或多发性、游走性关节肿痛或关节炎，有时局部有压痛，多发生在膝、踝、肘、腕等关节，关节腔可有渗液，但不留后遗症。

胃肠道症状：2/3病例发生此症。一般以脐周或下腹部的阵发性剧烈腹痛为主，伴有呕吐、呕血、便血，严重者为血水样大便。偶见肠套叠、肠梗阻甚至肠穿孔。

肾脏症状：紫癜肾为小儿最常见的继发性肾小球疾患，肾损害可发生于病程不同时期。肾脏症状表现轻重不一，可仅为无症状性血尿和（或）蛋白尿，亦可表现为肾炎或肾病综合征。通常在数周内恢复，但重症可发生肾功能减退、氮质血症和高血压脑病，少数病例血尿、蛋白尿或高血压可持续2年以上。

其他症状：有低热、食欲不振。偶有以下症状：呼吸系统——喉头水肿、哮喘、肺出血；循环系统——心肌炎、心包炎；中枢神经系统——惊厥、瘫痪、昏迷；睾丸出血肿胀。

无肾损害者病程一般约1~2周至1~2个月，少数可长达数月至1年以上。大多数病例于1次发病痊愈，少数重症病例可死于肠出血、肠套叠、肠坏死、急性肾功能不全，或中枢神经病变等原因。部分病例有复发倾向。合并有肾脏病变者，病程持续数月或数年，大多自行缓解，少数发展成慢性肾功能不全。

三、过敏性紫癜的病因病理是什么

1. 病因

西医认为，过敏性紫癜属于自身免疫性疾病，由于机体对某些物质发生变态反应而引起毛细血管的通透性和脆性增高，导致皮下组织、粘膜及内脏器官出血及水肿。过敏原可由多种因素引起，但对每一具体病例寻找其确切病因，往往有一定的难度。通常认为，感染（包括细菌、病毒、特别是柯萨氏B型病毒、寄生虫等）是最为多见的病因；其次为食物中异性蛋白质（如鱼、虾、蛋、乳等）；其他如药物（抗生素、磺胺类、解热镇痛剂、镇静止惊药等）、花粉、虫咬、预防接种等，都有可能是本病的诱发因素。

过敏使具有敏感素质的机体产生变态反应抗体，形成抗原抗体复合物，沉着于全身的小血管壁，引起血管炎为主的病理改变。造成组织损伤的免疫反应是通过两种方式进行的：一是速发型变态反应，无补体参与，体内产生的抗体与再次进入体内的抗原发生免疫反应，造成组织和器官的无菌性炎症；另一种方式有补体参与，产生自身抗原，形成自身抗原抗体复合物，造成组织和器官损伤。

2. 病理

本病的基本病理变化为弥漫性无菌性血管炎，除毛细血管外，还可累及小动脉和小静脉。皮肤损伤主要见于真皮血管，可有急性炎症反应，血管周围见中性粒细胞、淋巴细胞、巨噬细胞及嗜酸细胞浸润。红细胞经血管壁渗出，发生水肿，邻近血管的胶原纤维肿胀。血管壁有纤维样坏死及间质水肿。重者呈坏死性小动脉炎。肠道改变以粘膜下为常见，呈显著水肿、出血，重者可发生粘膜溃疡。肾脏改变主要累及肾小球，呈局灶性或弥漫性损伤。毛细血管内皮增生，局部纤维化和血栓形成、灶性坏死，亦可见新月形病变。荧光显微镜检查肾小球毛细血管基底有膜性和广泛性增殖性改变，并可见LgG、C3及颗粒纤维蛋白沉积。部分病例病变可涉及心、肺、胸膜和颅脑血管，发生相应的病理变化。本病的病变范围相当广泛，可累及皮肤、关节、胃肠道、肾脏、心脏、胸膜、呼吸器官、中枢神经系统、胰腺、睾丸等。

中医则认为，本病的发生，在于：小儿腠理疏薄，卫外不固，不耐风、寒、暑等六淫侵入，六淫之邪从阳化热扰动血络；或因食鱼虾腥荤蕈类等食物，秉体不受，胃热炽盛，熏发肌肤，血液外溢而成紫癜；或因虫咬；或误用辛温热发散以致表虚里实，热毒盛乘虚而入，络伤血溢，血不循经，渗于体外，留于肌肤而成紫癜。若瘀滞于关节之间，气血运行不畅，则发生关节肿痛；若瘀血积热阻于胃肠，阴络受伤，中焦气机不利，脾胃升降失司，则发生呕吐腹痛、便血；若热邪损伤下焦之脉络，则尿血。若病久不愈，反复迁延，其病变多为内脏虚损，脾气虚统摄无权则血溢脉外；肾精亏，虚火旺，亦扰血妄行。总之，中医认为，是由内外二因发为各型紫癜。

四、过敏性紫癜怎样诊断

过敏性紫癜的诊断要点如下：

1. 根据典型皮肤紫癜，尤其在伴有荨麻疹、血管神经性水肿时，结合关节、胃肠或肾脏症状以及实验室检查血小板计数及出血、凝血试验正常，即可作出诊断。

2. 学龄前儿童及学龄期儿童多见。

3. 病前1~3周可有上呼吸道感染病史。

4. 皮疹多见于下肢，尤密集于踝关节周围，其次为臀部、上肢，双侧对称，略高于皮面，压之不退色，可伴有血管神经性水肿。

5. 胃肠道症状以腹痛为主，其次为胃肠出血，偶见肠套叠、肠梗阻或肠穿孔等并发症。

6. 关节症状多见于膝关节，常表现为关节疼痛及关节周围肿胀，活动受限。

7. 肾脏受累常发生在紫癜起病后1个月内。凡皮肤损害反复再发、病程迁延及胃肠症状严重者，肾脏受累的可能性大。临床表现有水肿、高血压及少尿、血尿、蛋白尿等。严重者可发生肾功能不全。

五、过敏性紫癜理化检查有哪些异常

(1) 血液检查：血小板计数及各项出、凝血时间和血小板收缩等均正常。血沉正常或增快。血狼疮细胞、类风湿因子、抗核抗体均阴性。出血严重时，红细胞及血红蛋白减低。起病初白细胞计数及嗜酸性粒细胞可略升高，严重失血可有贫血。

(2) 毛细血管脆性试验：约半数患者阳性。

(3) 抗“O”试验：可增高。

(4) 血清免疫球蛋白：C反应蛋白阳性，血浆IgA增高。

(5) X线检查：示肠蠕动减少，节段性狭窄。

(6) 尿常规：有肾脏损害者，可见蛋白尿、红细胞、管型。

(7) 大便隐血检查：有消化道症状者，肉眼可见血便，或大便潜血阳性。

(8) 肾组织活检：可确定肾炎病变性质，对治疗和预后的判定有指导意义。

六、过敏性紫癜需与哪些疾病相鉴别

1. 需与特发性血小板减少性紫癜相鉴别

根据皮疹形态、分布及血小板数量一般不难鉴别。特发性血小板减少性紫癜皮肤、粘膜可见出血点及瘀斑，可分布在全身各处。出血点或瘀斑不突出于皮面，化验血小板低，出血时间延长。另外，血管神经性水肿常见于过敏性紫癜而不见于血小板减少紫癜。

2. 需与急腹症相鉴别

在皮疹出现前如有急性腹痛者，应与阑尾炎相鉴别。后者的腹痛为麦氏点持续性疼痛，进行性加剧，局部有肌紧张、压痛及反跳痛，外周血白细胞及中性粒细胞明显增高。出现血便时，须与肠套叠或美克尔憩室相鉴别。

3. 需与风湿热相鉴别

关节肿痛发生在紫癜之前并伴有发热，需与风湿热相鉴别。后者常有环状红斑或皮下结节、心肌炎、血沉增快、抗“O”多为阳性。

4. 需与细菌感染所致的紫癜相鉴别

细菌感染所致的败血症均可出现紫癜，不过这种紫癜可见于身体任何部位，而非限于下肢，而且其中心有坏死，并且起病急，中毒症状重，外周血白细胞增高，血培养常阳性。

5. 肾型过敏性紫癜还需与急性肾小球肾炎、狼疮性肾炎相鉴别

通过详细询问病史、系统的体格检查及必要的实验室检测，与后二者鉴别一般不难，但要注意本病皮疹消失后遗留的肾脏损害，易与上述疾病相混淆，要仔细鉴别。

七、过敏性紫癜的西医疗法有哪些

1. 一般疗法

急性期应卧床休息，避免某些过敏原（如鱼、虾、蛋等）的接触，慎用某些药物。

注意饮食调整，急性期一般宜用低蛋白、少渣半流质。有消化道出血者，如腹痛轻、大便潜血阳性，可用流质；腹痛重、有肉眼血便者，应禁食。

彻底清除体内感染灶，这是治愈本病的关键一环。发病前

如有细菌感染，应用青霉素治疗10天；有寄生虫感染者，应服祛虫药。

有发热、关节肿痛等症状者，应用阿司匹林可获得疗效。

腹痛者，可应用654-2使其缓解。如消化道症状重，消化道有出血表现，应给予禁食补液等处理。

2. 激素治疗

适应症：对严重血管神经性水肿、关节肿痛、胃肠道出血等可酌情应用。

用法用量：常用泼尼松每日每公斤体重1~2毫克口服，或氢化可的松每日每公斤体重5~10毫克静脉滴注，症状缓解后逐渐减量停药。对严重肾脏损害者，可采用甲基强的松龙冲击疗法，每次剂量每公斤体重15~30毫克，连用3天或隔日用药1次，3次为一疗程。

3. 免疫抑制治疗

对紫癜肾采用其他方法无效时，可用免疫抑制剂，与肾上腺糖皮质激素合用常能提高疗效。常用药物：环磷酰胺每日每公斤体重2~3毫克，连用数周至数月，对肾病综合征疗效较好。硫唑嘌呤每日每公斤体重2~3毫克。在用药过程中要根据血象变化调整剂量。

4. 对症治疗

(1) 腹痛：皮下注射阿托品及654-2等解痉剂，也可用0.1%肾上腺素皮下注射。

(2) 浮肿、尿少：可用利尿剂及脱水剂。肾功能不全者可用血液透析等处理。

(3) 脑部并发症：可用大剂量糖皮质激素静脉滴注，颅内压增高者选用甘露醇等脱水剂。

(4) 消化道出血：除静脉滴注止血药外，还可口服凝血酶，出血量多者给予输血。

5. 其他疗法

抗组胺类药物：此类药物能降低机体对组织胺反应和毛细血管通透性，可能减轻症状，常用药物为盐酸苯海拉明、安其敏、扑尔敏及息斯敏等。

维生素C及路丁C：可增强毛细血管张力，降低毛细血管通透性及脆性，作为一种辅助治疗措施。

普鲁卡因封闭疗法：此疗法具有调节中枢神经系统，抑制过敏反应的作用。用法：皮试阴性者，以普鲁卡因150~300毫克加入5%葡萄糖溶液500毫升中静脉滴注，每日1次，连用7~10天为一疗程。

八、过敏性紫癜的中医疗法有哪些

1. 辨证分型治疗

(1) 风热伤络

主要症状：紫癜以下肢和臀部多见，颜色鲜红，形态大小不一，伴瘙痒、发热，微恶风寒，咳嗽，咽痛，或伴关节肿痛、腹痛、便血等症，舌红，苔薄黄，脉浮数。

治疗方法：清热解毒，凉血祛风。

【方药选用】 银翘解毒汤

金银花15克，连翘15克，牛蒡子9克，紫草15克，荆芥9克，防风6克，地肤子9克，生地黄15克，牡丹皮10克，赤芍10克，桔梗6克，甘草3克，蝉蜕10克。每日1剂，水煎服。

加减：皮疹、皮肤瘙痒甚者，加白鲜皮、浮萍；关节肿痛，可加当归、红花、川芎、牛膝；腹痛者，加白芍、焙甘草；尿血者，加大小蓟、白茅根、茜根。

(2) 血热妄行

主要症状：发病急骤，出血较重，皮肤瘀斑密集，甚则融合成片，色深紫红，舌质红，苔黄略干，脉搏数有力。发热面赤，咽干而痛，喜冷饮，或见衄血、便血，大便干结，小便短赤。

治疗方法：清热解毒，凉血化斑。

【方选1】　清瘟败毒散加减

水牛角20克（先煎），生石膏20克，生地黄12克，玄参12克，知母10克，赤芍10克，牡丹皮10克，黄连5克，黄芩10克，连翘10克，栀子10克，甘草5克。每日1剂，水煎服。

加减：出血症状明显，酌加藕节炭、地榆炭、茜根、白茅根、仙鹤草、大小蓟等；便秘者，加大黄；瘀血明显，加丹参、当归、川芎；邪陷心包、神昏谵语者，加服安宫牛黄丸或紫雪散。

【方选2】　犀角地黄汤加减

白茅根20克，连翘、丹参、生地各15克，紫草12克，丹皮、当归、茜草、赤白芍各10克，广角、竹叶各8克。每日1剂，水煎服。

若有表证，加板蓝根12克，银花9克；尿血严重，加旱莲草20克，琥珀3克（冲服），益母草、泽兰各15克；腹痛，加元胡9克，木香6克。

(3) 瘀血阻络

主要症状：病程较长，反复发作，紫癜色紫暗或紫红（多见于关节周围），关节疼痛，或伴腹痛，尿血，舌暗红或有瘀斑，脉涩或弦。

治疗方法：活血化瘀，祛风利湿。

【方药选用】 桃红四物汤加味

桃仁9克，红花6克，当归9克，川芎6克，生地黄12克，赤芍10克，土茯苓15克，紫草10克，防风9克，苍术9克，牡丹皮10克，蝉蜕10克。每日1剂，水煎服。

加味：上肢关节肿痛，加桑枝、羌活；下肢关节肿痛，加川牛膝；湿热痹阻，四肢沉重，关节肿胀灼热，合四妙丸以清热化湿。

(4) 胃肠瘀热

主要症状：下肢皮肤满布瘀斑紫斑，腹部阵痛，口臭纳呆腹胀，或齿龈出血，大便溏，色暗或褐紫，或便下蛔虫，舌红，苔黄，脉滑数，常有饮食不当病史。

治疗方法：清肠泻热，破瘀化斑。

【方药选用】 大黄牡丹汤加减

大黄10克（后下），牡丹皮10克，桃仁10克，冬瓜仁15克，葛根15克，黄连6克，防风10克，黄芩10克，甘草6克，蝉蜕10克。每日1剂，水煎服。

加减：血热重，出血明显，加水牛角；腹痛甚者，加炒白芍。

(5) 气不摄血

主要症状：病程较长，紫癜反复发作，迁延不愈，瘀点瘀斑隐约散在，色较淡，面色少华，神疲气短，食欲不振，头晕心悸，舌淡，苔薄，脉细无力。

治疗方法：健脾益气，养血活血。

【方药选用】 八珍汤加味

党参12克，白术9克，茯苓12克，黄芪12克，当归9克，木香5克（后下），川芎6克，生地黄12克，白芍9克，炙甘草6克，丹参9克。每日1剂，水煎服。

加味：出血多时，加云南白药、仙鹤草、蒲黄炭；血尿，加茜草根、白茅根、藕节；蛋白尿明显，加益母草。

⑹ 肝肾阴虚

主要症状：皮肤瘀斑色暗红，时发时隐，或紫癜已消失，但仍腰膝酸软，五心烦热，潮热盗汗，头晕耳鸣，口燥咽干，大便干燥，血尿较长时间不消失，尿检红细胞管型及蛋白尿，舌红少津，脉细数。

治疗方法：滋阴降火，凉血止血。

【方药选用】　大补阴丸合二至丸加减

黄柏10克，知母10克，熟地黄12克，龟板15克（先煎），牡丹皮10克，女贞子10克，旱莲草10克，玄参10克，茜草根15克。每日1剂，水煎服。

加减：阴虚发热明显，加鳖甲、地骨皮、银柴胡；尿中红细胞较多，经久不消失，加服田七末或云南白药。

2. 专方治疗

【方1】　过敏煎：防风、银柴胡、五味子、乌梅各10克。水煎服，每日1剂，分2次服。用于治疗本病属风热外感者。

【方2】　茜草汤：茜草根30克，生地黄15克，玄参12克，防风10克，阿胶10克，白芍10克，黄芩10克，甘草6克。主治过敏性紫癜（症见皮肤反复出现紫癜，呈现紫红色，高出皮肤，或见关节肿痛，腹痛，水肿。舌红，苔薄黄，脉数）。

【方3】　解毒活血汤：青黛3克，紫草9克，白芷6克，乳香6克，茴香6克。水煎服，每日1剂，分2次服，每次冲服沉香面0.6~1.2克。用于治疗本病反复发作者。

【方4】　消风宁络饮：炒防风10克，炙黄芪15克，炒赤芍10克，大生地15克，炒丹皮10克，牛角腮15克，生槐花15克，炙甘草5克，红枣10枚。主治风热伤络之过敏性紫癜。

【方5】　四草化斑汤：紫草12克，茜草10克，益母草15克，白花蛇舌草30克，生地15克，炒芥穗10克，连翘12克，赤芍9克，生蒲黄5克，大枣10枚。水煎服，每日1剂。用于治疗血热型过敏性紫癜。

【方6】　椒梅抗敏方：黄连6克，炒黄芩10克，干姜6克，党参10克，白芍30克，川椒10克，乌梅30克，姜半夏10克，炒枳实10克。主治腹型过敏性紫癜。

【方7】　凉血五根汤加减：白茅根50克，瓜蒌根25克，干生地25克，石斛15克，生槐花25克，板蓝根10克，茜草根15克，玄参15克，丹皮15克，紫草10克，地榆10克。水煎服，每日1剂。用于治疗血热妄行型过敏性紫癜。

【方8】　青丹四物汤：青黛3克，牡丹皮15克，川芎10克，紫草15克，紫苏10克，秦艽15克，防风10克，蝉蜕6克，当归15克，赤芍15克，益母草15克，丹参20克，生地20克，白茅根20克，荷叶6克。水煎服，每日1剂。主治关节型过敏性紫癜。上肢关节肿痛为主，加桑枝、羌活；下肢关节肿痛为主，加川牛膝、汉防已、薏苡仁。

3. 中成药治疗

【方1】　紫雪散：1日2次，每次1.5~3克。具有清热解毒、定惊开窍作用，适用于热毒炽盛型紫癜。

【方2】　十灰散：1日2次，每次3~6克。具有凉血、止血功效，适用于血热妄行型过敏性紫癜，齿、鼻衄不止。

【方3】　香连丸：1日2~3次，每次3~6克。具有清热解毒、行气化湿作用，适用于肠胃积热、腹痛过敏性紫癜。

【方4】　脏连丸：1日2次，每次6~9克。具有清热化湿、凉血止血作用，适用于腹痛型、肠热便血的过敏性紫癜。

【方5】 知柏地黄丸：具有滋阴降火作用，适用于阴虚火旺型过敏性紫癜反复发作患儿。

【方6】 云南白药：1日2次，每次0.25~0.5克。具有止痛散瘀、消肿定痛作用。适用于血热妄行型过敏性紫癜腹痛、便血患儿。

【方7】 荷叶丸：3~6岁每服1/3丸，6~9岁每服1/2丸，10岁以上每服1丸，每日2~3次。具有清热凉血、散瘀止血功效。适用于血热型过敏性紫癜患儿。

【方8】 归脾丸：3~6岁每服1/3丸，6~9岁每服1/2丸，9岁以上每服1丸，每日2~3次。具有益气养血之功效。适用于摄血无力型过敏性紫癜患儿。

【方9】 犀角地黄丸：3~6岁每服1/2丸，6岁以上每服1丸，日服2~3次。具有清热解毒、凉血止血之功。适用于血热妄行型过敏性紫癜患儿。

【方10】 维血宁冲剂：3~6岁每服5克，6~9岁每服10克，10岁以上每服15克，每日2~3次。具有补血活血、清热凉血之功效。适用于气阴两虚之过敏性紫癜患儿。

4. 单方验方治疗

【方1】 水牛角30~50克，煎汤代茶，1个月为1个疗程，有效者可继续服1个疗程。有凉血止血作用，适用于血热型过敏性紫癜患儿。

【方2】 三七粉：每次0.5~1.5克，冲服。1日2次。适用于出血较多之过敏性紫癜患儿。

【方3】 鲜白茅根30~60克，煎汤代茶，连服15~30天。主治鼻衄、齿衄、尿血等，血止后可逐渐停药。

【方4】 青紫汤：青黛3克，紫草4克，乳香6克，白芨9克，每日1剂，水煎服，分2~3次服。主治各型过敏性紫癜。

【方5】 黄芪10~20克，仙鹤草25~50克，水煎服，按年龄、病情，酌量投入。用于气不摄血型过敏性紫癜患儿。

【方6】 防风9克，乌梅6克，生甘草3克，红枣10克。水煎服。用于过敏性紫癜反复发作者。

【方7】 赤小豆、薏苡仁、生牡蛎各30克，红枣5枚，生甘草3克。水煎服。适用于紫癜关节肿痛者。

【方8】 五根汤：地榆根、茜草根各15克，板蓝根、紫草根各20克，白茅根25克。水煎，每日2次。兼外感者加银花、连翘，尿血、便血加大小蓟、槐花、蒲黄，关节肿痛加防己、牛膝，腹痛加白芍、延胡索。对早期皮下出血和后期瘀斑的吸收卓有成效。

【方9】 鲜地龙汤：生地龙50条，阿胶15克，乌贼骨10克，白糖100克。制作方法：活蚯蚓50条洗去泥土，置清水内，加入3~5滴食用植物油，让蚯蚓吐出腹中泥土至透明液为止，然后将蚯蚓放置于干净的盆内，撒上白糖，不久蚯蚓即化为糖浆，另取阿胶15克，烊化后与地龙糖浆混合一起，冲服乌贼骨粉。以上为成人1日量，小儿酌减，分为3次温服。具有清热活血、补血止血作用，适用于风热伤络型过敏性紫癜患儿。

【方10】 连翘汤：连翘20克，加水250毫升，文火煎至150毫升，分3次饭前服。适用于风热伤络型过敏性紫癜患儿。

【方11】 栀子蛋黄汤：栀子10克，鸡蛋2个，先将鸡蛋煮熟，用熟鸡蛋黄同栀子一起煎，内服。适用于血热型过敏性紫癜患儿。

【方12】 藕节白果散：藕节15克，白果30克（炒），共研末，1日量，分3次，冲开水服。具有收敛止血作用。适用于过敏性紫癜便血者。

【方13】 白药琥珀散：云南白药8克，琥珀粉50克。将云南白药与琥珀粉调匀，每次将粉剂3~6克，合阿胶6克烊化，温开水送服，每日2次，早晚分服。主治过敏性紫癜肾炎。1个疗程1周左右，共服1~2个疗程。

【方14】 化斑消癜汤：土茯苓15克，生地、苡仁、白鲜皮、地肤子各12克，紫草、丹皮、当归、川芎、地龙、防己、苍术各10克。以上药量为10岁儿童量，根据患儿年龄，酌情加减量，水煎服，每日1剂。主治关节型过敏性紫癜。

【方15】 松茅仙鹤汤：松针（鲜品）60克，白茅根（鲜品）60克，仙鹤草15克，水煎服，每日1剂。适用于血热型过敏性紫癜。

【方16】 萝卜荷叶散：大萝卜皮（烧存性），荷叶（炒黄）各等份，共为末，每次用米汤调取3~6克。有补血、凉血止血、治血便作用。适用于肠胃积热型过敏性紫癜便血患儿。

【方17】 防风乌梅汤：防风5克，乌梅5个，大枣5枚，生甘草5克，水煎服。有疏风益气健脾收敛作用。适用于反复发作的过敏性紫癜患儿。

【方18】 消瘀除斑汤：血见愁、黄连、生地、栀子、苍术各8克，侧柏叶、使君子、孩儿茶各10克，蝉蜕5克。上药水煎服，每日1剂，分早晚2次服。

【方19】 消癜汤：麻黄4.5克，蝉蜕、地龙、丹参各15克，荆芥、防风、牛膝、甘草各6克，红花、赤芍各9克，丹皮、紫草各10克。水煎服，每日1剂。7天为一疗程。

【方20】 仙丹归杞汤：龟板30克，枸杞子20克，仙鹤草15克，丹皮10克，丹参12克，三七粉1.5克。水煎服，每日1剂。

【方21】 清热化瘀汤：青黛、木香各3克，紫草、丹参、威灵仙、焦山楂各9克，乳香6克，白茅根30克，丹皮、生地各12克。每日1剂，水煎服，取汁150~250毫升，分2次口服。

【方22】 清疏化斑汤：防风、荆芥、生山栀、丹参、白芍、茜草各6克，薄荷3克，丹皮4.5克，鲜生地12克，茯苓10

克。水煎服，每日1剂。

5. 针灸治疗

【方1】　主穴：曲池、足三里；备穴：合谷、血海。先用主穴，效果不理想时加备穴，有腹痛者加刺三阴交、太冲、内关。

【方2】　取穴：曲池、血海、阳池、阳溪、阳谷。针用泻法，留针20分钟。腹痛加三阴交、内关、太冲穴，每日针刺1次，具有清热泻火、止血消肿作用。适用于风热伤络型和血热妄行型过敏性紫癜。

6. 灌肠疗法

用云南白药2克，溶于30毫升生理盐水中行保留灌肠，每日1次。连用3~5天。此法适用于腹痛型过敏性紫癜。

九、怎样对过敏性紫癜患儿进行饮食药膳调理

对过敏性紫癜患儿进行饮食调理的基本原则是：应避免食用辛辣或鱼、虾、蟹、鸡、葱、蕈类等易引起过敏的食物，防止本病的加重或复发。除此之外，还应注意以下几项：

如伴有发热、咽红肿痛、紫癜色红紫、鼻衄、齿衄者，多属实证，可选用具有清凉止血作用的食物，如苦瓜、丝瓜、荠菜、藕节等调制的菜肴；宜选用清热凉血作用的鲜生地、鲜藕等原料制作的药膳。

如紫癜迁延日久，时发时止，多属虚证，应选择具有补养作用的食物，如龟肉、猪肉、兔肉等作为原料的菜肴；宜选用具有补益作用的黄芪、山药、红枣、扁豆等为原料制作

的药膳。

1. 适合于给过敏性紫癜患儿进行调理的菜肴汤饮

【方1】 荠菜粥：荠菜50克，糯米100克，盐、味精适量。将荠菜洗净切碎，放入煮沸的糯米粥内，烫熟加盐、味精适量。每日服用。适用于血热型过敏性紫癜患儿。

【方2】 脊肉粥：猪脊肉100克，粳米100克，食盐、香油、胡椒粉各少许。先将猪脊肉洗净，切成小块，用香油炒一下，然后加入粳米煮粥，粥将成时，加入调味品再煮一、二沸即成。作早晚餐用。适用于脾虚型过敏性紫癜患儿。

【方3】 猪爪汤：猪爪甲35克，入砂锅煎汤，分3次服，连服2日。

【方4】 白茅根饮：新鲜白茅根50克，煎水当茶饮，有较好的止血作用。

【方5】 红烧龟肉：龟1只，菜油50克，姜、葱、冰糖各适量。将龟置于盆中，倒入热水，使其排尽尿液，然后割去头足，剖开去内脏、龟壳，洗净切块，锅中加菜油烧热，将龟肉反复翻炒，再加入姜葱、冰糖等调料，加适量酱油、黄酒和清水，文火煨至龟肉软烂即可。适用于阴虚内热型过敏性紫癜患儿。

【方6】 藕汁蜜糖露：鲜嫩藕100克，白萝卜200克，蜂蜜30克。将藕和萝卜洗净，切碎，绞汁，与蜂蜜调匀。每日1剂，早晨空腹服用。适用于血热妄行引起的各种出血。

【方7】 马兰蛋卵：马兰头全草60克，青壳鸭蛋2个。将二味同煮，将蛋煮熟后去壳，再煮蛋至黑色即可。吃蛋饮汤，每日1剂，空腹食。有凉血止血作用，适用于过敏性紫癜。

【方8】 扁豆红枣汤：扁豆100克，红枣20枚，冰糖50克。将三味加适量水，文火煎煮2小时。每日1剂，分2~3次服用。适用于湿热痹阻型过敏性紫癜患儿。

【方9】 甘蔗汁、生藕汁各60克，一日2次，分服。有清热生津、凉血止血作用。适用于血热型过敏性紫癜患儿。

【方10】 花生仁（连红衣）250克，大枣15克（去核），桂圆肉12克，煮食，或用大枣煎汤送服，每日1剂。可补气生血。适用于气虚型过敏性紫癜患儿补气养血。

【方11】 韭菜捣汁，每次饮30~60毫升，每日2次。可除湿温中，止吐血鼻血。适用于气虚型过敏性紫癜患儿。

【方12】 鲜山楂10枚，打碎，加红糖30克，水煎服。每日1剂。可活血散瘀止血。适用于血瘀型过敏性紫癜患儿。

【方13】 红枣炖兔肉：兔肉500克，红枣100克，红糖适量。将兔肉洗净切块，与红枣、红糖共放锅内，隔水炖熟，分3次服食。适用于气血虚弱型过敏性紫癜。

【方14】 藕梨等五汁：鲜藕1000克，鲜梨500克，生荸荠500克，甘蔗500克，鲜生地250克。洗净后共捣烂绞取其汁，每服1小杯，1月3~4剂。适用于血热妄行型过敏性紫癜患儿。

【方15】 红枣黄芪汤：红枣50克，炙黄芪30克，淮山药50克。将洗净的红枣、山药和黄芪共煮熟后食枣、山药，饮汤。适用于病程较长、脾虚血少的过敏性紫癜患儿。

2. 适合于给过敏性紫癜患儿进行调理的药膳

【方1】 小蓟粥：小蓟6克，煎水取汁，与糯米同煮成粥，加红糖1匙，常服。具有清热凉血、祛瘀止血作用。

【方2】 三米桂圆粥：紫米、糯米各80克，薏苡仁30克，桂圆肉25克，红枣10枚，红糖25克。将三米淘净，红枣洗净去核。三种米入锅，加清水煮开，待米粒开花时，加入红枣、桂圆肉、红糖煮成粥。适用于脾虚气不摄血反复发作型过敏性紫癜患儿。

【方3】 三七藕蛋羹：鲜藕1段，三七粉5克，生鸡蛋1只。

将三七粉和生鸡蛋打破后调匀，加入煮沸的藕汁中，加食盐、猪油即成。适用于血热型过敏性紫癜患儿。

【方4】 茅根生地粥：鲜茅根200克（或干茅根50克），鲜生地50克（或干生地10克）。洗净，加水适量。捞去药渣，放入淘净的大米200克，煮成粥。每日1剂，分2~3次服食。适用于血热妄行型过敏性紫癜出现尿血、衄血的患儿。

【方5】 柏叶粳米粥：柏叶30克，粳米100克。先煎柏叶，去渣取汁，入粳米煮粥。每日1剂，每日食2~3次，空腹食。

【方6】 柿饼粥：柿饼200克，糯米50克。先用水浸柿饼10小时，取汁与糯米合煮做粥，用少许蜂蜜调味后食用。每日1剂，分2~3次，空腹服。适用于各种引起肠道出血的过敏性紫癜。

【方7】 旱莲糖粥：旱莲草9克，人参9克，粳米60克，红糖15克。将旱莲草水煎，去渣取汁，入粳米共煮粥。人参另炖加入粥中，调红糖服用。每日1剂，分2~3次空腹服食。适用于过敏性紫癜引起的出血。

【方8】 红枣木耳粥：黑木耳30克，粳米100克，红枣6枚，冰糖适量。将木耳浸水半天，粳米煮沸后加木耳、红枣，共煮成粥，熟后入冰糖，待冰糖溶化后即可停火。每日1剂，分2~3次空腹服用。适用于肝肾阳虚型过敏性紫癜患儿。

【方9】 桃仁粥：鲜桃洗净生吃，或用桃仁100克，煮熟去皮尖，取汁和粳米同煮粥食用。有活血祛瘀止血作用。适用于过敏性紫癜患儿血瘀者。

【方10】 胡萝卜粥：胡萝卜200克，粳米50克。胡萝卜切片，与粳米共煮为粥。每日1剂，分2~3次空腹服。适用于胃肠积热型过敏性紫癜患儿。

十、怎样对过敏性紫癜患儿进行家庭护理

注意让患儿休息。急性期或出血量多时，应严格限制患儿活动，尽量让其卧床休息，并消除其紧张情绪。没有新紫癜出现、无腹痛、无关节痛、无浮肿时，可让患儿适当活动。

给患儿选择免动物蛋白的饮食。可吃植物蛋白饮食。腹痛、少量便血病儿，给免动物蛋白、无渣半流或流食，如豆浆、豆腐等。

病儿腹痛、便血（大便黑粘）时，要留大便给医生检查，记录大使次数、颜色及数量。根据大便性状调整饮食。

病程中如皮肤紫癜已愈，尿量减少、浮肿，要留尿检查。如有尿蛋白、血尿，按肾炎病儿护理。

腹痛病儿要检查腹部有无固定性压痛，有无包块，要及时发现外科的并发症（肠套叠）。

协助关节肿痛的病儿选择舒适的体位，每2~4小时更换体位一次，患肢用各种卧位枕垫成最舒适的位置。

在病儿的居住环境、食品、玩具等接触的物品中，寻找过敏源，以助病因治疗。

十一、怎样预防小儿患过敏性紫癜

经常参加体育锻炼，增强小儿体质，提高其抗病能力，预防感冒。

积极寻找引起本病的各种原因，并加以清除。避免饮用可能引起本病的饮食，禁止服用可能引起本病的药物。

积极清除感染灶，防治上呼吸道感染，控制扁桃体炎、龋齿、鼻窦炎等疾病。

及时发现并驱除体内各种寄生虫，如蛔虫、钩虫等。